JN215737

すごい筋肉貯金

「ながら筋トレ」で死ぬまで歩ける筋肉を貯める方法

近畿大学生物理工学部准教授
谷本道哉

宝島社

はじめに

筋肉も骨も何歳からでも強くなる！　強くしよう！

筋肉時計は巻き戻せる

筋肉は加齢とともにやせ細って弱くなります。しかし、筋肉は老化で衰えてもいきますが、鍛えて発達させることもできます。筋肉は老化にあらがうことができるのです。ムキムキのおじいさんやおばあさんが実際にいらっしゃいますよね。筋肉は70歳でも80歳でも、何歳からでも大きく発達させること、筋肉貯金を増やすことができるのです。高齢の方でも、しっかり鍛えれば、筋肉を大きく強くできることを示す研究報告はたくさんあります。筋肉年齢をさかのぼることは可能なのです。

全く運動らしいことはしたことがないから、と心配される方もいらっしゃるでしょう。しかし、むしろそういう方のほうが実はよく筋肉が増えます。それだけ変わることができる「伸びしろ」があると前向きにとらえてください。

本書では一日5分、「ながら」でできる手軽な筋肉貯金の運動を紹介しています。ぜひ取り組んでください。ただし、手軽ではありますが適当にではなくしっかり行ってくださいね。

筋肉貯金運動、始めるのは「今でしょ!」

筋肉貯金は何歳からでも増やせます。「それなら、今は歩けているからまだいいや」とは思わないでください。加齢とともに筋肉の細胞は死滅していき(!)、衰えやすい部位では80歳で半分くらいにもなってしまいます。50〜60歳くらいから筋肉の細胞の減少は加速します。早く始めるのにこしたことはありません。

よく、肺がんになってから慌てて禁煙する人がいますが、筋肉貯金も同様にそれでは困ります。歩けているうちから始めてください。本書を手に取った「今」から取り組んでください。いつから始めるか?「今でしょ!」です。

なお、「今でしょ」の林修先生とはテレビの仕事で何度かお会いしたのですが、「忙しくて運動する暇がない」とおっしゃっていました。先生のキャッチフレーズ通りに「今でしょ!」で運動を始めてください、とお願いしたのですが……。みなさんも林先生も、ぜひ今すぐ筋肉貯金に取り組んでいただきたいと思います。

骨密度は30歳からは下がる一方、というウソ

「骨密度は30歳くらいがピークでその後は下がる一方。だから30歳までにいかに骨密度を高めておくかが大事」という話を聞くことがあります。この話を聞くと、30歳を過ぎるともう骨密度は上げられないように思えてしまいます。そんなことは全くありません。

加齢とともに骨密度の平均値が下がるという話であって、年を取ったら骨密度は上げられないということではありません。本書ではそのための運動と食事について解説していきます。何歳からでも骨密度は上げられます。すでに低くなってしまっているから、とあきらめないでください。

関節は消耗品、いたわりながら大事に使ってください

筋肉貯金も骨貯金も何歳からでも増やせるという話をしました。これは多くの研究から支持される事実ですが、こと、関節に関してはそうは言えない部分があります。

関節内は血管がほとんど走っていないため新陳代謝が悪く回復能力に乏しい部分です。関節をよく動かすことで関節液の循環を良くしたり、筋肉をつけたりすることで関節を保護できる、といった要素はあります。しかし、運動で酷使しすぎた関節は回復が追いつき

ません。

運動して鍛えるほど良い、は関節には当てはまりません。週3回以上のランニング習慣のある人は膝関節の骨棘（こつきょく）形成率が高いという報告もあります。よく運動をしていて体力に自信がある人は、その点に気をつけなければいけません。

関節は消耗品です。いたわって大切に使ってください。本書ですすめる筋肉貯金運動は関節に負担の少ない方法にしています。ただし、膝や腰などに痛みを感じるときは無理せず医師に相談してください。

さあ、本書を手に取った今が筋肉貯金を始めるときです。１００歳まで元気に歩ける体を目指して、快適に動ける充実の毎日を過ごすために、筋肉貯金を始めましょう。

著者　谷本道哉

目次

すごい筋肉貯金
「ながら筋トレ」で死ぬまで歩ける筋肉を貯める方法

1章 筋肉貯金ってなに？

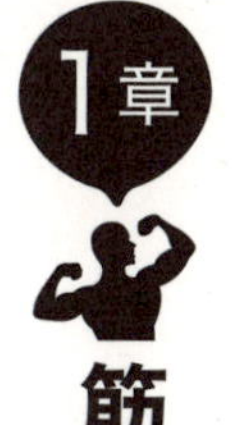

2章 筋肉残高をチェックしよう

3章 筋肉貯金するための「ながら筋トレ」

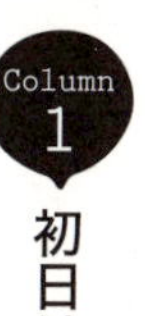

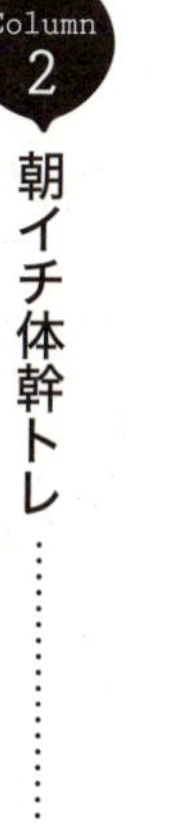

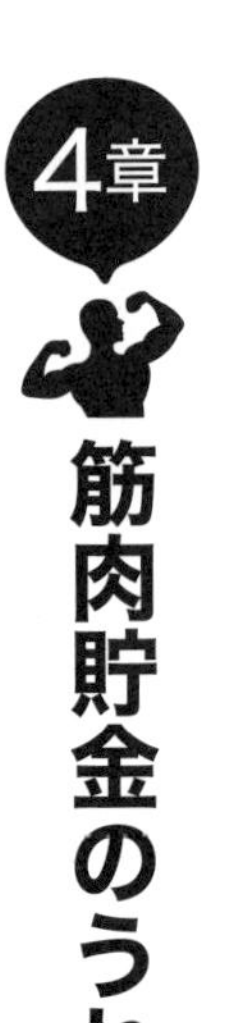

4章 筋肉貯金のうれしい効果

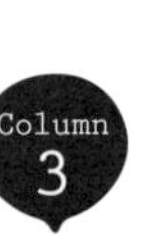

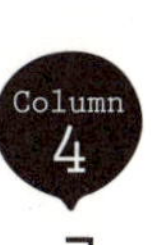

5章 食事で筋肉貯金を助けよう

カバーデザイン　坂本達也（株式会社　元山）
編集協力　竹田亮子
イラスト　かたおか朋子
本文デザイン・DTP　川瀬誠

1章

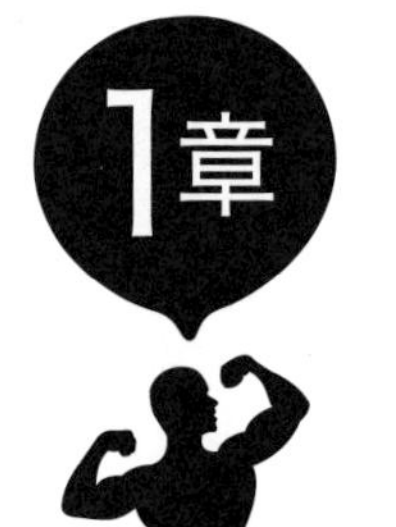

筋肉貯金ってなに？

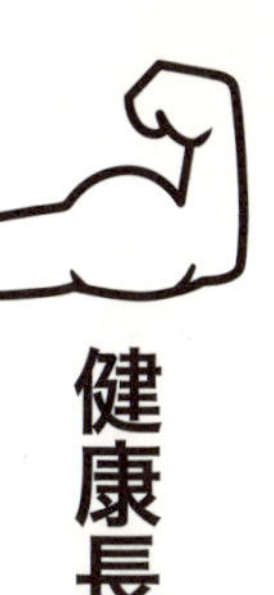

健康長寿のための筋肉貯金

福永教授が提唱した「貯筋」という考え方

「筋肉貯金」という言葉をご存じですか？　筋肉は加齢とともにやせ衰えて弱くなります。徐々に立ったり歩いたりが困難になり、ひどくなると自立して生活することができなくなります。特に現代社会は機械化が進み便利になりました。その分、体を動かす機会が減り、筋肉が衰えやすい状況を生み出しています。

そこで、年を取っても健脚で元気に過ごすために筋肉を鍛え、蓄えておきましょうというのが「筋肉を貯金する」という考え方です。２００２年に書籍の中で、鹿屋体育大学前学長・福永哲夫先生が、お金を貯金するように筋肉を蓄える「貯筋」という表現でこの考えを提唱されました。当時から十数年経った現在、日本では高齢者人口が約50％増加し、平均寿命は約2年も延びています。ますます「筋肉貯金」が必要な人が増えていると言えるでしょう。

「銀杯」に見る日本の高齢化。百寿者はもう珍しい存在ではない

日本の高齢化を象徴するエピソードとして、「銀杯」の話をご紹介しましょう。毎年9月の敬老の日に、100歳を迎える人を対象に首相から「銀杯」が贈られます。1963年に始まった当初の該当者は153名。その後高齢化が進み、2014年にはなんと2万9357人(男性4357人、女性2万5000人)に。当初の約200倍にまで激増したため、厚生労働省は2015年、純銀製の「銀杯」を銀メッキ製などの安価な素材に変更することを決定しました。

いまや百寿者は決して珍しい存在ではありません。私たちも100歳まで健康でいられるよう、今から準備しておきましょう。

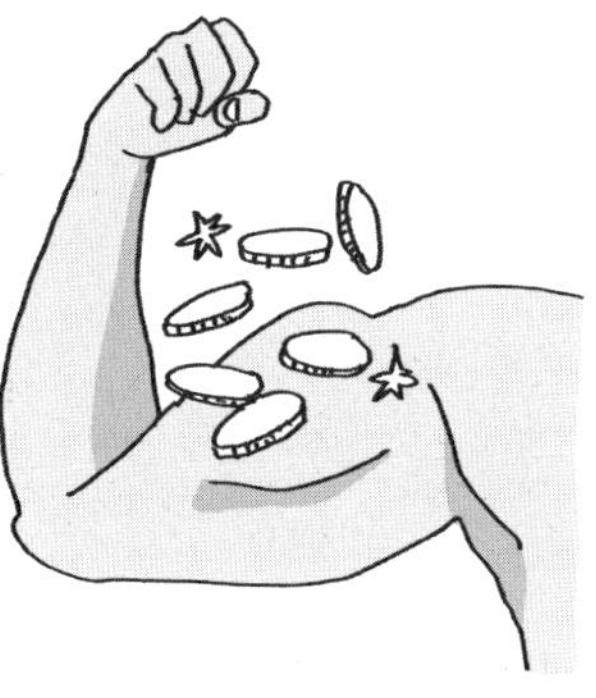

筋肉貯金が減るとメタボになり、ロコモになる

高齢になって筋肉が衰えると日常の活動量が減ります。すると、心疾患、脳血管疾患、糖尿病といった生活習慣病の発症リスクが上がり、「メタボリックシンドローム」（以下メタボ）になりやすくなります。「まだ歩けるから」といって油断は禁物です。

さらに筋肉貯金が減ると、筋肉で自分の体を支えることが困難になります。筋肉を動かす神経機能、関節、骨にも悪影響を与え、運動能力の問題で介護が必要となる状態、いわゆる「ロコモティブシンドローム」（以下ロコモ）に陥ってしまいます。

筋肉を増やし貯金することは何歳からでも可能です。今すぐ筋肉貯金を始めましょう。

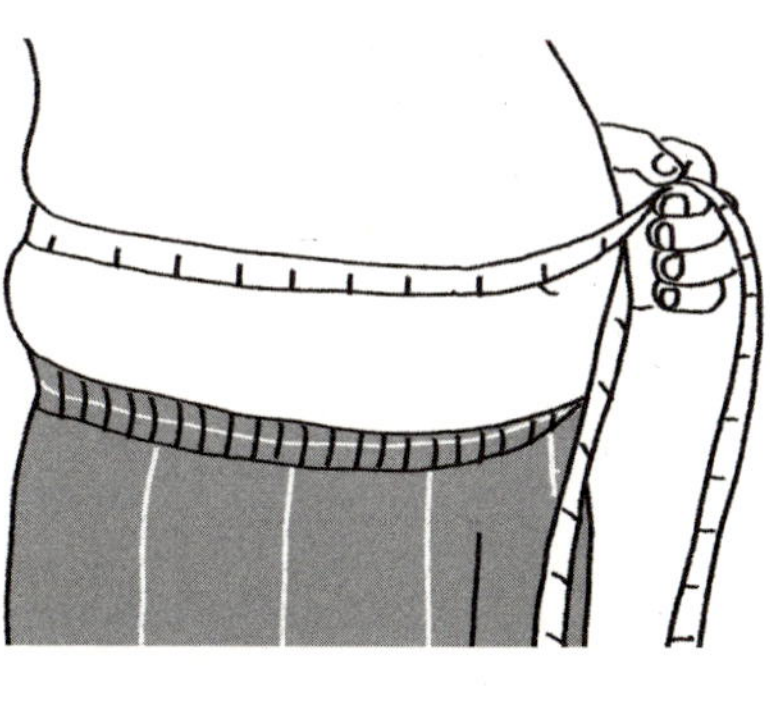

人生100年時代、一生自分の足で歩ける人はどれくらい？

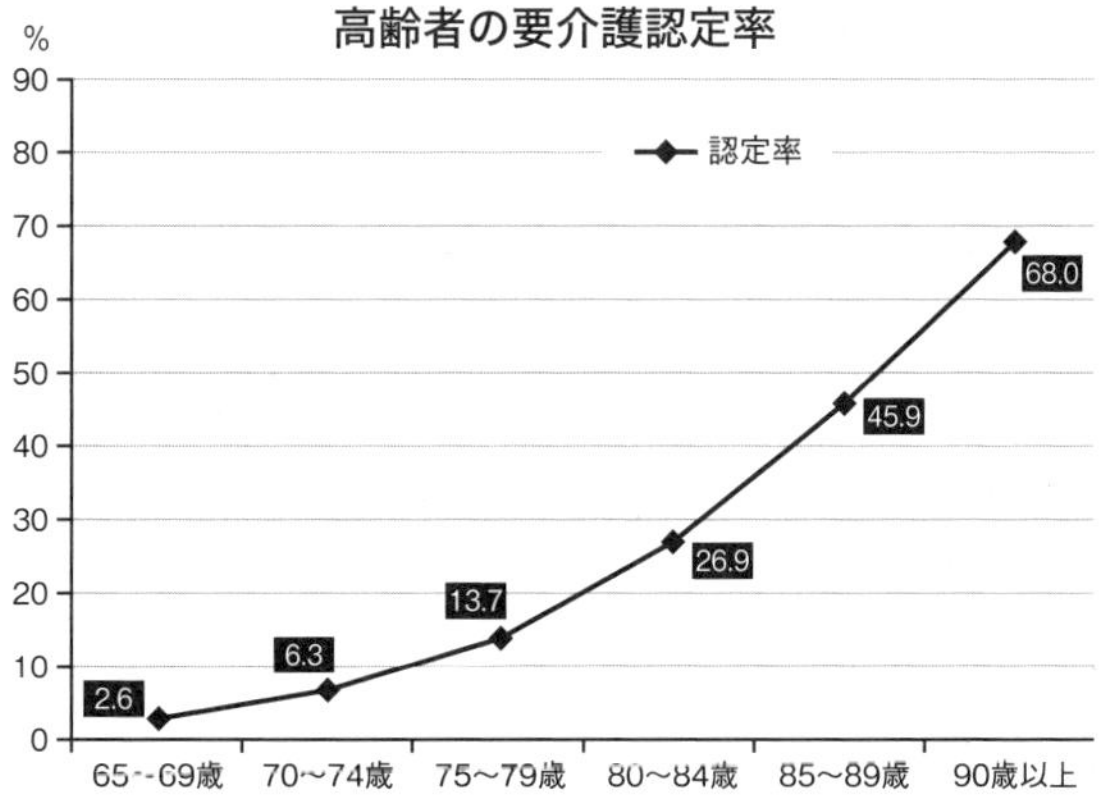

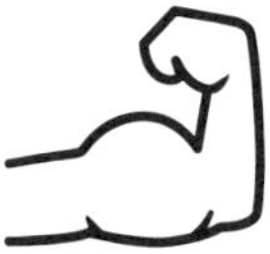

90歳以上の約7割が自活困難に

ＷＨＯ（世界保健機関）では、２０００年に「健康寿命」という指標を提唱しています。その定義は、「健康上の問題で日常生活が制限されることなく生活できる期間」。単に寿命を延ばすだけでなく、健康に生活できる期間をいかに延ばすかということです。

ここで、一生自分の足で歩ける人がどの程度いるか、要介護認定率の数値から見てみましょう。要介護認定とは介護サービスを受ける際に使われる判定のことで、日常生活で常

高齢者の要介護認定率

年齢	認定率（%）
65〜69歳	2.6
70〜74歳	6.3
75〜79歳	13.7
80〜84歳	26.9
85〜89歳	45.9
90歳以上	68.0

厚生労働省「介護給付費実態調査,2009」より改変

要介護認定率が増加するほど、自分の足で歩ける人の割合は減少する

時介護を要する状態を指します。

グラフを見ると、要介護認定率は80～84歳で約26・9％、85～89歳で約45・9％に、90歳以上になると約68・0％と、5歳年齢が上がるごとに約20～25％刻みで大幅に増えていきます。それだけ自分の足で歩ける人の割合が少なくなるということ。90歳以上になると、介護なしで自活できる人の割合は30％程度に落ち込みます。

自分の足で歩ける充実の毎日、プライスレス！

体が自由に動くうちはなかなか実感できないかもしれませんが、健康であること、特に自分の足で歩けることは、買い物、旅行……と活動範囲が広がります。それだけコミュニティーも広がり、充実した生活を送ることができます。

健康は、何億の資産を積んでも買えるものではありません。コツコツと筋肉貯金に励み、一生自分の足で歩けるだけの筋肉を手に入れましょう。一生歩ける充実の毎日、プライスレス！です。

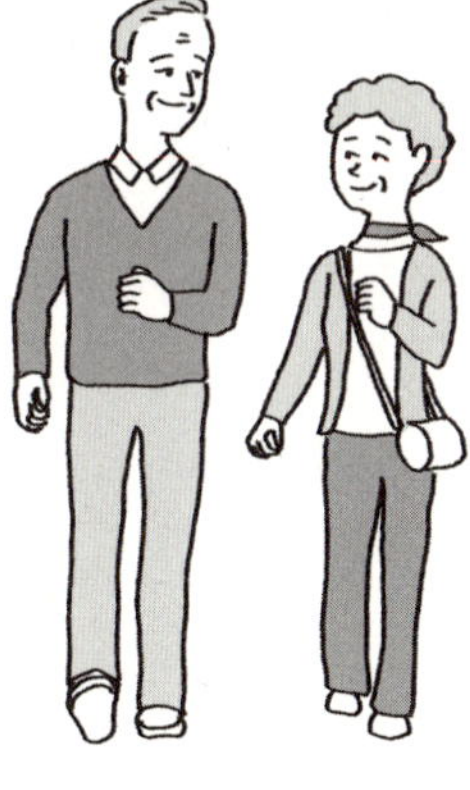
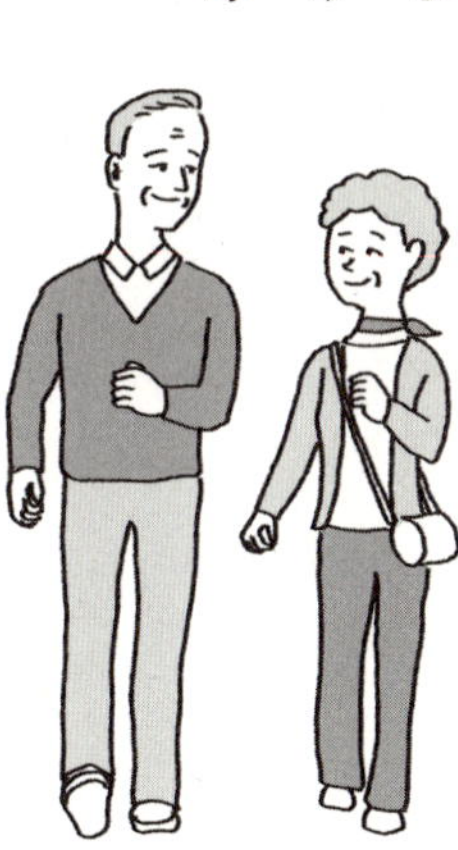

寝たきりになってしまうきっかけ

65歳以上で介護が必要となった主な原因

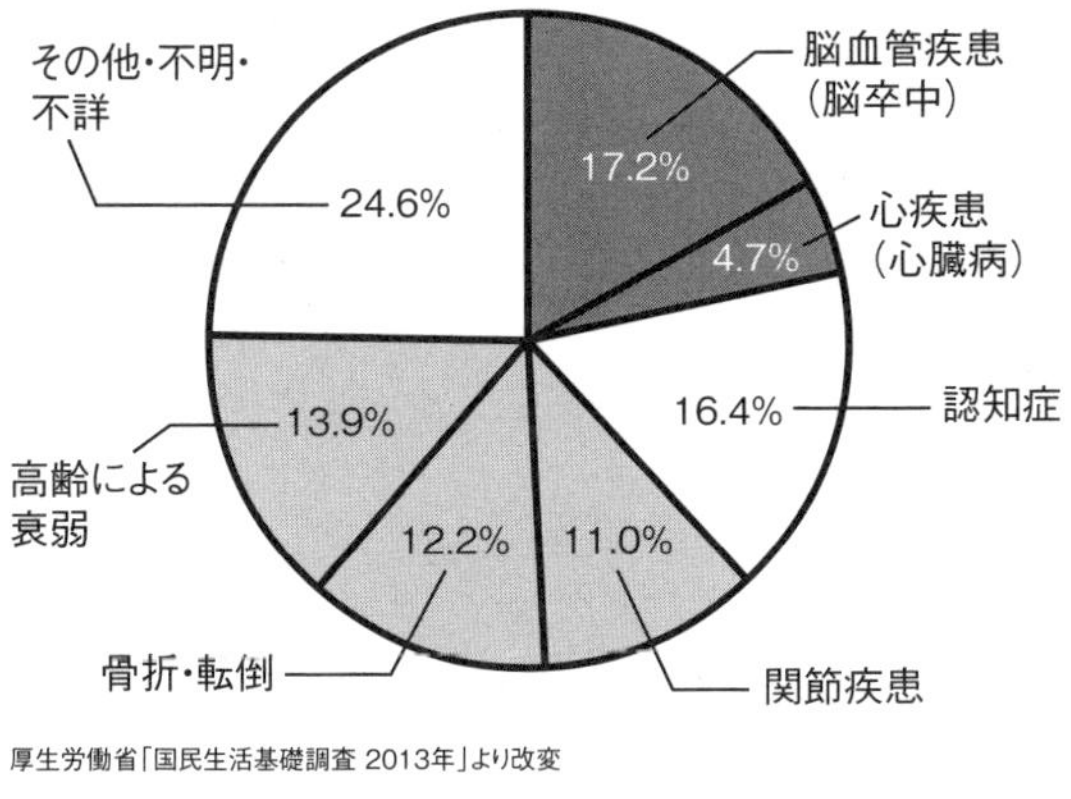

厚生労働省「国民生活基礎調査 2013年」より改変

寝たきりの約4割は筋肉貯金不足から

「寝たきり」とは少し異なりますが、自立した生活が困難となる「要介護」の原因に関するグラフを見てみましょう。関節疾患11・0％、骨折・転倒：12・2％、高齢による衰弱13・9％という数字が目につきます。いずれも筋肉貯金不足と関連します。例えば筋力が高ければ関節疾患をある程度和らげることができますし、足腰の筋力が衰えれば転倒のリスクが高まります。また衰弱には筋力の衰えが関係しています。これら3つを合計すると37・1％。要介護になる原因のうち、約40％に筋肉貯金不足が関係しています。

病気で弱ったときに備えて残高UPを

また、その他に関しても、脳血管疾患17・2％、心疾患4・7％で合計21・9％にのぼります。これらの大病を患うと、長い入院生活を余儀なくされることはみなさんご存じでしょう。特に、手足に麻痺が残る脳血管疾患の場合、長いリハビリ生活を送るケースが多々あります。体を満足に動かせない時間が続くと筋肉の衰えが加速してしまいますから、できるだけ速やかに筋肉の貯金を取り戻す必要があります。

また、そういう時に備えて日頃から筋肉残高を高く保っておくことも大切です。いつ残高を大幅に減らすような状況に陥るのか、誰しも先のことは分かりません。備えあれば憂いなしです。

認知症にも筋肉貯金

「認知症で寝たきりに？」と思われるかもしれませんが、認知症は脳機能の低下によるもの。そのため、後期になると脳の運動機能に関わる部分にも障害が及ぶことがあります。

実は、筋肉貯金は認知症予防にも役立ちます。筋肉貯金をしっかりして元気に動いていれば認知症のリスクを下げられることが分かっています。

筋肉貯金がない人は80歳で筋肉量が半分以下に

加齢で筋肉の細胞が死滅していく

体の組織は多くの場合、古い細胞が死に新しい細胞が生まれ、入れ替わりを繰り返しています。

しかし、筋組織や神経組織は例外です。ある程度は新しい細胞を補充できますが、基本的には生まれながらの細胞をずっと使い続けていきます。筋肉の細胞は加齢とともに減少しますが、それはすなわち年を重ねるごとに細胞が死滅していっているということになるのです。

しかも筋肉の細胞数の減少は、30〜40代からと、意外と早くから始まります。そして、特に筋肉の衰えの進みやすい太ももの前の筋肉では80歳を迎える頃にはピーク時(25歳頃)の半分近くにまで減ります。80歳をこえるとさらに減少は加速します。

これを食い止めるには、できるだけ筋肉細胞の減少をゆるやかにし、残っている筋肉を太く育てなければいけません。

桃尻がピーマン尻に、果てはムンクの叫び尻に

筋肉の萎縮は加齢とともに進みますが、これを「サルコペニア（加齢性筋減弱症）」と言います。困ったことに、サルコペニアは体重を支える下半身の筋肉や姿勢を支える腹筋群、背筋群など、日常の生活動作に直結した筋肉ほど早く進みます。

そして、筋肉貯金の減少は見た目の若々しさ、年寄り臭さにも影響します。

例えば、お尻の場合、「桃尻」という言葉があるように、若い頃はプリンと盛り上がった形をしています。それが、加齢とともに筋肉が落ちると徐々に丸みがなくなりピーマンのように垂れて、いかにも年を取った印象に。

さらには両サイドがペコンとえぐれ、まるでノルウェーの画家エドヴァルド・ムンクの『叫び』のような形になってしまいます。

近年、巷では「美尻ブーム」が起き、「お尻専門ジム」なるものもあるほど。若返りを図る上で、お尻は欠かせないパーツです。いつまでも若々しい見た目をキープするためにも、しっかり筋肉貯金しておきたいですよね。

筋肉貯金がなくなるとだらしないお尻に……

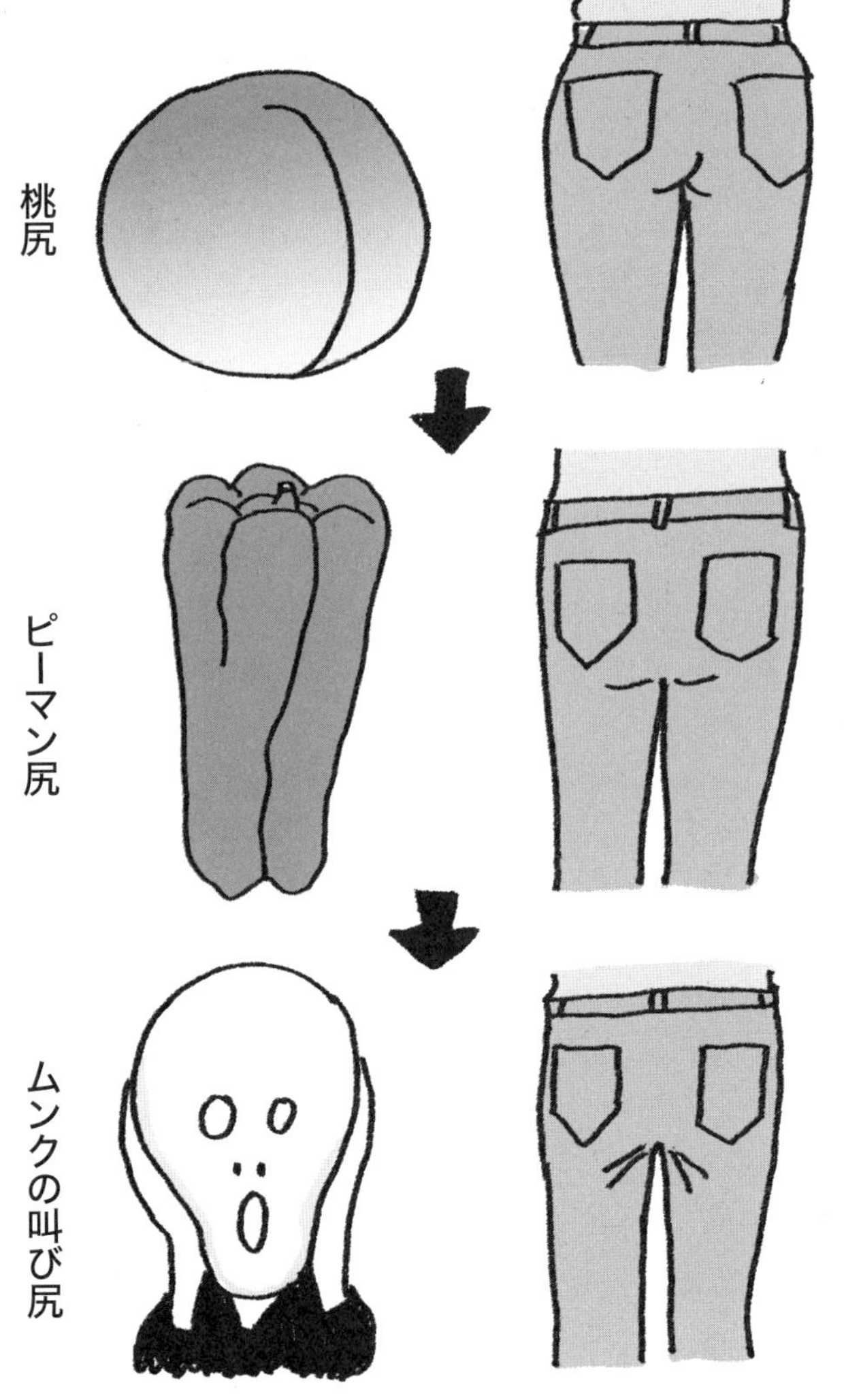

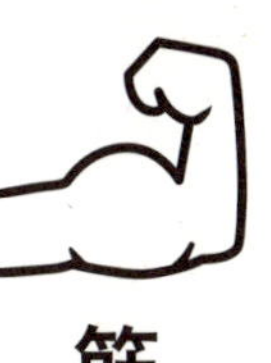

筋肉貯金がないと病気のリスクも増加

筋力と病気の関係性を示す疫学データ

14万人を4年間追跡調査した大規模な疫学研究によると、筋力が高いほど死亡率や脳梗塞などの疾病率が下がるという結果が出ています。筋力は寿命や病気にも影響するのです。この研究で特に大きな差が見られたのは「病気にかかった時に死に至る確率」。筋力の高い順に3つのグループ（筋力高、筋力中、筋力低）に分けて比べると、心不全、脳梗塞、がん、COPD（慢性閉塞性肺疾患）によって、死亡に至る割合は、筋力高群が筋力低群の約半分、また肺炎に至っては約3分の1にも減っていました。筋肉貯金をしていれば、たとえ病気にかかってもかなりの割合で死のリスクを防げるということです。

筋肉から健康に望ましいホルモンが分泌される

先の結果については、主には二つの理由が考えられます。まず一つは、高齢者の場合、筋力が高いほど活動量が増える傾向があるということ。それによって動脈血管系の機能や、糖質を代謝する能力が高まり病気のリスクが低下します。

もう一つは、筋肉をよく使うほど筋肉から健康に望ましい効果を持つホルモンがたくさん分泌されるということです。近年ではこれらの筋肉ホルモンに、動脈硬化を和らげる、糖質代謝を高める、脂肪の分解を進める、がんを抑制するなどの働きがあることが分かってきています。

また、脳神経の機能を高めるものも見つかり、認知症予防にもつながると考えられています。

「筋肉を増やすこと」と「しっかり動くこと」をセットで

前述の通り筋肉は体を動かすためだけのものではなく、病気のリスクと大きく関係しています。運動不足だと病気になりやすいと言われる所以です。

人間は動物ですから、筋肉を使ってしっかり動いていないと調子が悪くなり病気になってしまうのです。筋肉貯金を増やすこと、そしてその筋肉を使ってしっかり動くこと、これをセットにして継続すれば、病気のリスクを減らし健康寿命を延ばすことができます。

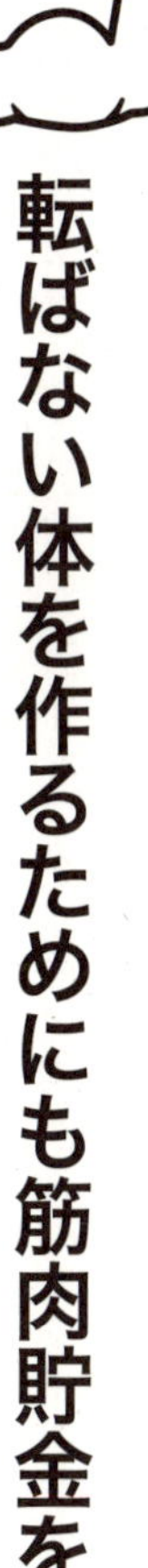

転ばない体を作るためにも筋肉貯金を

筋力がつけば転びにくい

高齢者が寝たきりに陥る原因の一つに骨折があります。特に多いのが大腿骨頸部骨折（だいたいこっけいぶこっせつ）。転倒などにより、太ももの骨の付け根あたりを折ってしまうのです。

転ばないためには、強く踏ん張れる足腰の筋力が必要です。下半身の筋力が強い人ほど転ばないという研究データもあります。「筋肉を鍛える」と言うと上半身の筋トレをイメージする人が多いかもしれませんが、実は下半身を鍛えることにこそ意義があるのです。

歩くことはバランス運動

転ばない体を作るには、踏ん張るだけでなく、足を前に振り出す筋力も大切です。足をしっかり前に出せなければ、ちょっとした段差でも躓（つまず）いてしまいます。思い出してみてください。床にある雑誌一冊、コード一本に躓き、自分の衰えに驚いた経験はありませんか？

これは下腹の深部にある筋肉が衰えているから。この筋肉を鍛えれば、躓きにくくなり、足を強く前に出せるので大股で速く歩けるようになります。

歩くという動作は、片足ずつのアンバランスな姿勢の繰り返しです。大股で足早に歩けるようになれば、その動作自体がバランス運動になり、バランス能力が鍛えられてますます転倒しにくい体になります。

転びやすい場所「ぬかづけ」に注意

外出時に限らず、家の中でも転倒の危険性は各所に潜んでいます。特に転びやすいのが、お風呂場などの「ぬ」れた場所。「か」いだんの段差。それから、かた「づけ」ていない部屋。名付けて「ぬかづけ」です。

お風呂場では手すりを使って転ばないように。階段では特に下りに気をつけ、手すりを持ちながら一段一段丁寧に降りましょう。ただし、手すりに頼りすぎると足腰が弱りますので、あまり体重をかけず手を置くくらいにとどめてください。また、片付いていない部屋は躓きのもと。きれいに整頓しておいた方が気分も良いですよ。日頃からこまめに清掃しておきましょう。

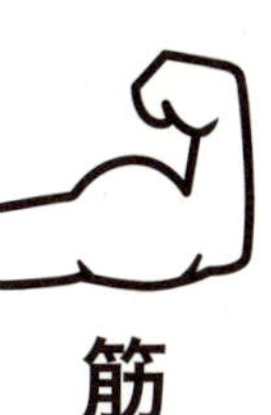

筋肉貯金で骨密度が上がり骨折しづらくなる

「30歳以降は骨密度が下がる一方」は大ウソ

骨が強くなれば、転倒しても骨折しにくくなります。ただ、骨密度は加齢とともに下がるもの。特に女性の場合、閉経後に骨形成作用のある女性ホルモンの分泌が減少することもあり、男性より深刻です。

しかしながら、骨密度は一度下がっても運動することによって何歳からでも上げることができます。よく「骨密度は30歳以降は下がる一方」と言われますが、これは大ウソ。「平均値が30歳頃から下がる」というのと、「30歳以降は上げられない」というのでは全く意味が異なります。

左ページのグラフは平均年齢68歳の男性が45分間、週に2～3回のペースで1年間サッカーを続けた結果、骨密度が5・4%も増大したという研究報告です。これは、約10歳分の骨の若返りに相当します。骨密度は何歳からでも、しかも大幅に上げることができます。

運動による骨密度の増大効果

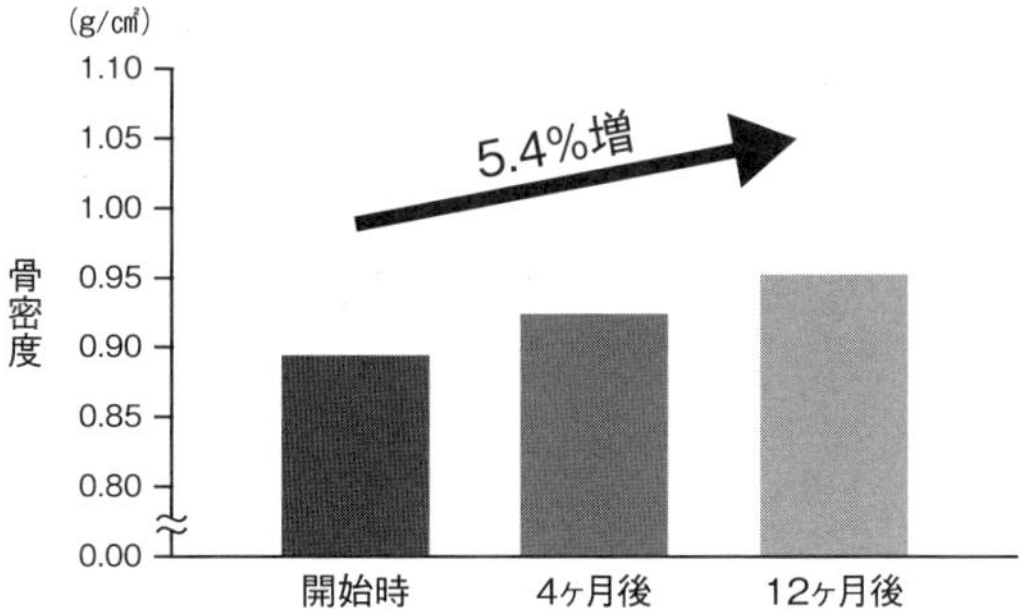

Helgeら、2014より改変

平均68歳男性
45分×週2～3回× 1年のサッカーの
実施で骨密度が5.4%増大した
（約10歳分相当の若返り効果）

歩数が多いほど骨密度が高い

骨密度を上げるには、骨に強い力を加えることが必要です。先述のサッカーの研究で骨密度が大きく上がったのは、サッカーの練習で骨に強い力がかかったためでしょう。

ただ、スポーツだけが運動ではありません。日常生活も一種の運動です。なかでも歩行は、日常生活の中で強度・量が一番大きい生活動作。歩数が多い人ほど骨密度が高いという研究データもあります。

筋肉貯金で強い筋肉を手に入れたら、しっかり体を動かして骨密度を上げましょう。ただし、過度の運動や歩きすぎは関節の負担になることもあります。無理なく痛みのない範囲で元気に取り組みましょう。

筋肉貯金には関節を守る働きも

強い筋肉が着地の衝撃から膝を守る

筋肉貯金は、関節にも良い影響があります。筋肉が強くなることで、歩行時の着地の衝撃を和らげてくれるのです。変形性膝関節症などで膝が悪い人にお医者さんが「太もも前面の筋肉を鍛えなさい」と指導するのもこの理由から。太もも前の膝を伸ばす役割の筋肉が、膝を曲げて着地をするときにクッションのように衝撃を受け止め膝への負担を減らします。

関節は動かさないとヒアルロン酸が減ってしまう

関節には、血管がほぼありません。そのため関節液の循環は、主に関節を動かすことで生じるポンプ作用によって行われます。しかし、あまり動かしていない関節はポンプ作用が働かず、関節液がスムーズに循環しなくなってしまいます。その結果、滑りを良くするヒアルロン酸が減ってしまい、関節内の状態が悪くなります。猫背で背中が丸まり、そのまま姿勢が固まった人の背骨の関節はこのような状況に陥りがちです。

関節内の状態を良好に保つには、よく動かして関節液の循環を良くすることです。活発に体を動かすことは関節にもプラスに働きます。ただし、運動による強い刺激は関節に負担になることも。ジョギングなどのハイインパクトな運動は、無理をすると関節をすり減らしてしまいます。痛みのない範囲で体を動かしましょう。

動けない体では生活の質も落ちてしまう

加齢で筋力が落ちると活動量が減りがちです。筋肉は動かさないと、硬くこわばり痛みを誘発します。痛むとますます動かなくなり、動かないと痛みが増すという悪循環に。そして、動かないため筋力がますます落ちてしまいます。これでは生活の質、ＱＯＬ(Quality OF Life)まで下がってしまいます。

年を取って階段が億劫になったからマンションに引っ越す、といった話を聞くことがありますが、これではますます弱く動きにくい体になり、ＱＯＬを低下させる悪循環に陥る恐れがあります。マンション生活が悪いというわけではありませんが、元気に生き生き活動できる体をキープするために活動的な生活を心がけましょう。

2章

筋肉残高をチェックしよう

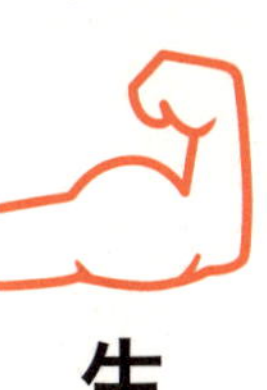

生活面からチェック

筋肉の老化は日常生活のちょっとした行動に表れます。まずは次の項目をチェックしてみましょう。

- □ 立ったまま靴下を履くことができない
- □ 机や手すり、膝などに手をつかなければ立ち上がれない
- □ 階段の昇り降りでは必ず手すりが必要
- □ 手で膝を押しながら階段を昇るようになった

- □ **階段を昇る際、1段飛ばしできない**
- □ **道を歩いていて小さな段差で躓く**
- □ **速く歩くことができず青信号での横断が不安**
- □ **布団の上げ下げができない**
- □ **10分以上続けて歩くことができない（座って休憩が必要）**

いくつチェックが入りましたか？ チェックがたくさんあった人もここで不安になることはありません。筋肉貯金をすれば、このリストの行動も徐々にできるようになります。まずは、しっかりと自分の体の現状を把握しておきましょう。目標は一つでもチェック項目を減らしていくこと。チェックが多かった人はそれだけ「伸びしろがある」と前向きにとらえてください。チェック0の人はそれをキープできるようにしましょう。

筋肉貯金判定

では、次に筋力テストを用いて筋肉残高を評価していきましょう。ここでは公益社団法人日本整形外科学会がロコモティブシンドロームの段階を判定する「ロコモ度テスト」を参考に評価を行います。

標準テスト
椅子から片脚立ち上がり

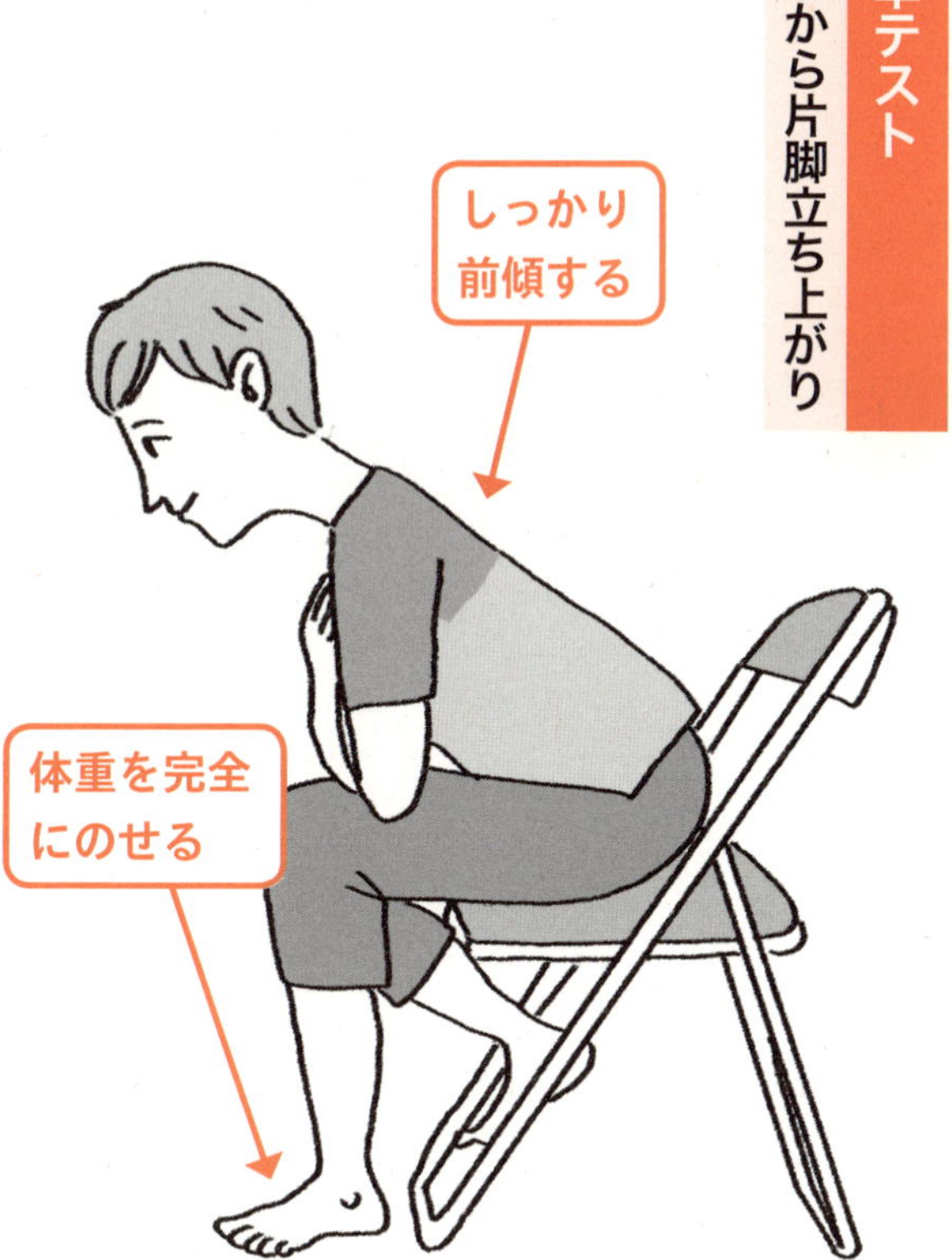

1 高さ40㎝程度の椅子に腰かけ、手を胸前に組む。この時、**しっかりと前傾**し、立つ脚に完全に**体重をのせる**ように。

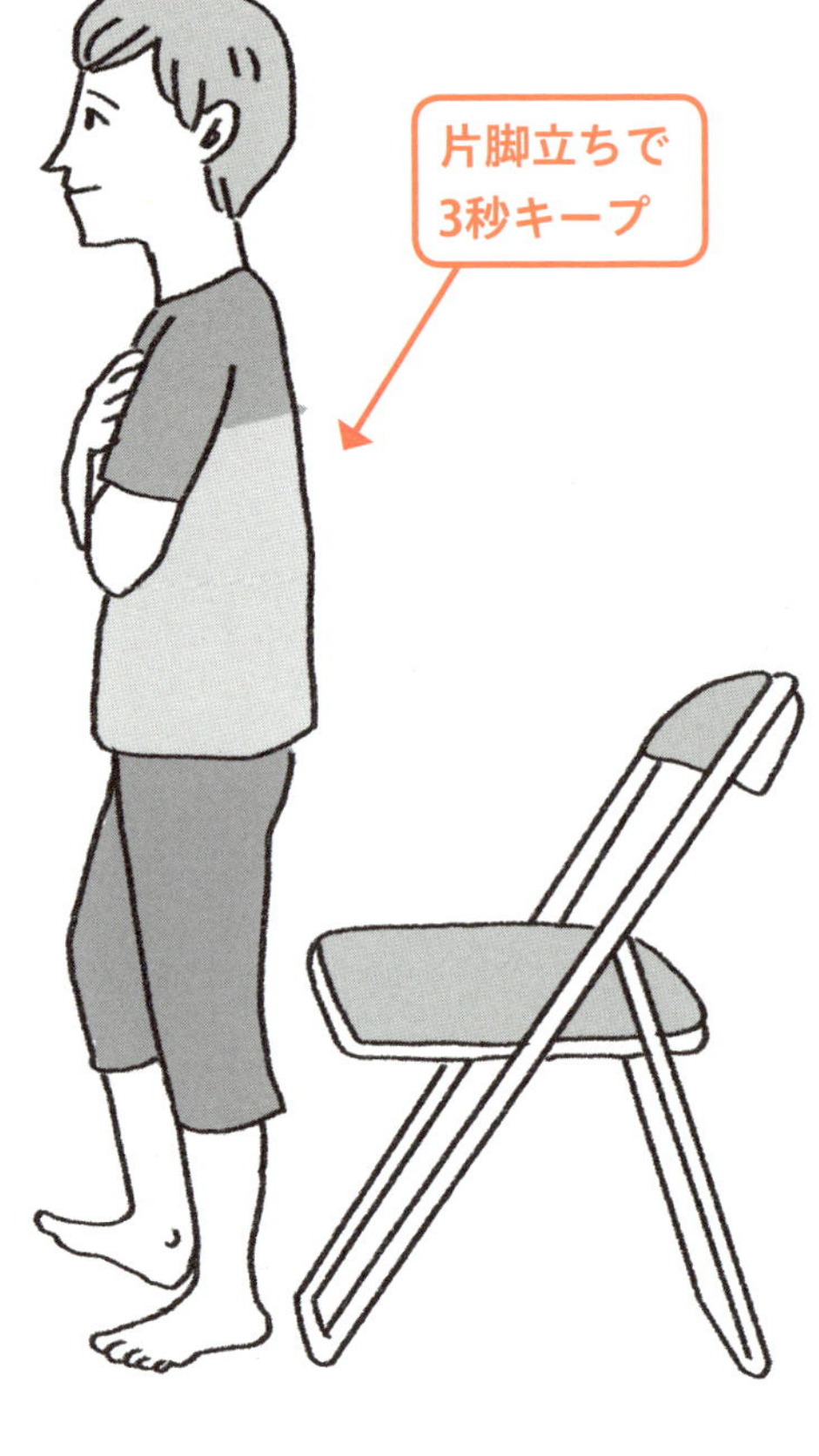

2 ❶の姿勢から片脚だけで立ち上がり、そのまま3秒キープ。勢いや反動をつけてごまかさないように。

Point

これを片脚ずつ両方行います。大事なポイントは、❶の時、**立つ方の脚に完全に体重をのせること**です。テレビ番組などでも、前傾せずそのまま立ち上がろうとする姿をよく目にしますが、お尻に体重がのった状態では重心が脚より後ろにあるので、どんなに筋力があっても立ち上がることは不可能です。筋肉残高を見極めるために正しい方法で行ってください。

レベルアップテスト
床から片脚立ち上がり

P36・37の「標準テスト」で両脚ともクリアできた人は、次なるテストに挑戦しましょう。

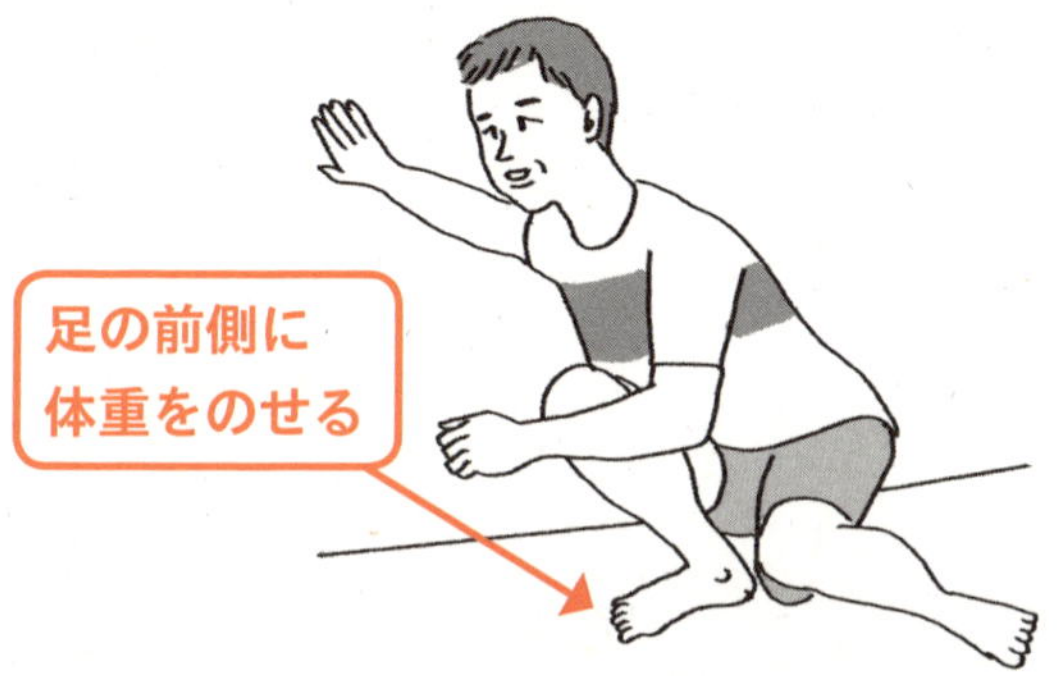

1 しゃがんで壁に手をつき、壁と反対側の脚を浮かせる。この時**しっかり前傾**し、壁側の足の**前側に体重をのせる**こと！

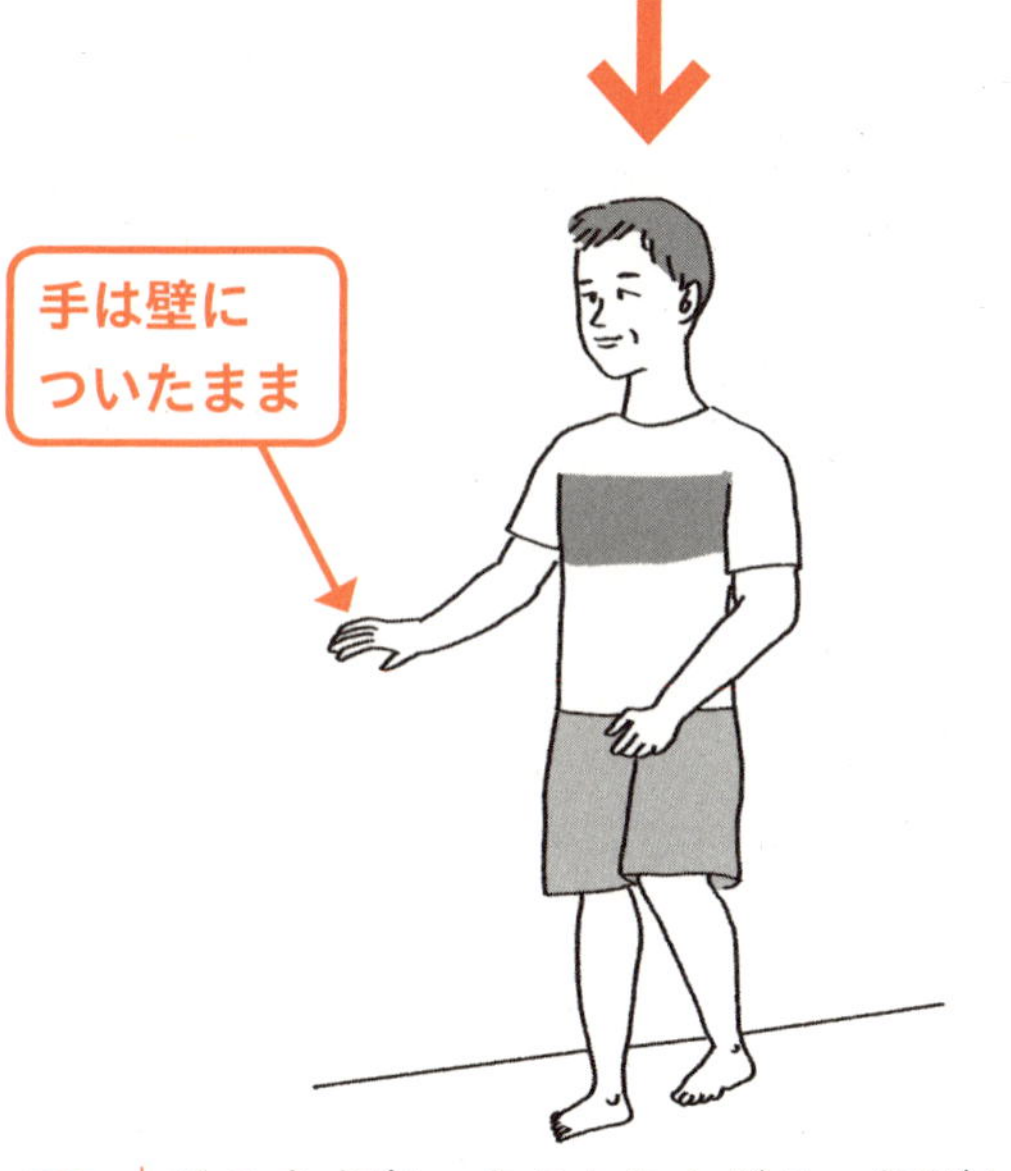

2 そのまま真っすぐ立ち上がる。転ばないよう、立ち上がるまで手は壁に添えておこう。

レベルダウンテスト
床から両脚立ち上がり

P36・37の「標準テスト」で両脚とも、もしくはどちらかの脚で立つことができなかった人は、次のテストを行いましょう。

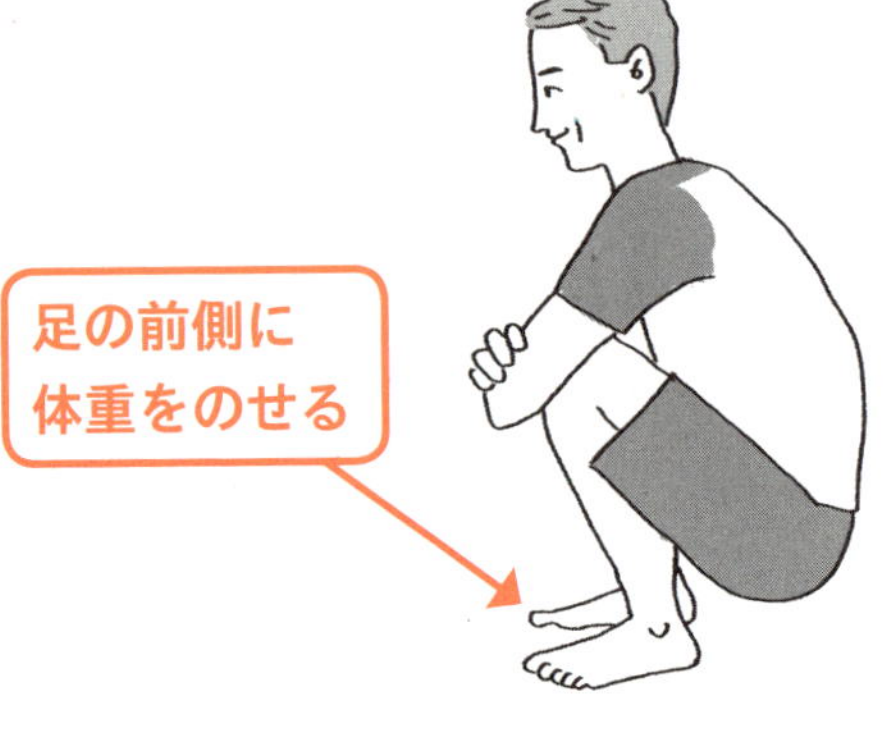

1 完全にしゃがみきった姿勢から前傾して足の前側に体重をのせる。

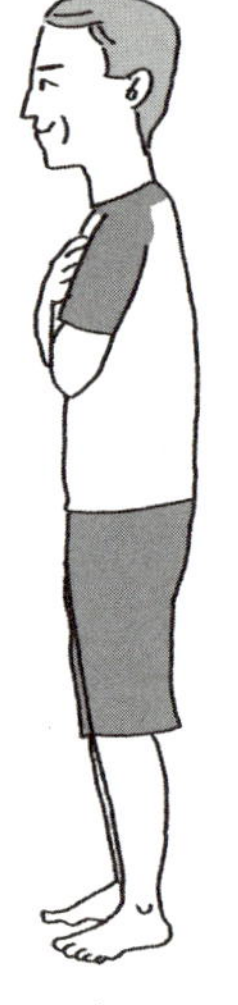

2 反動をつけずに立ち上がる。

残高判定

以上の３つのテストをもとに筋肉残高を確認しましょう。

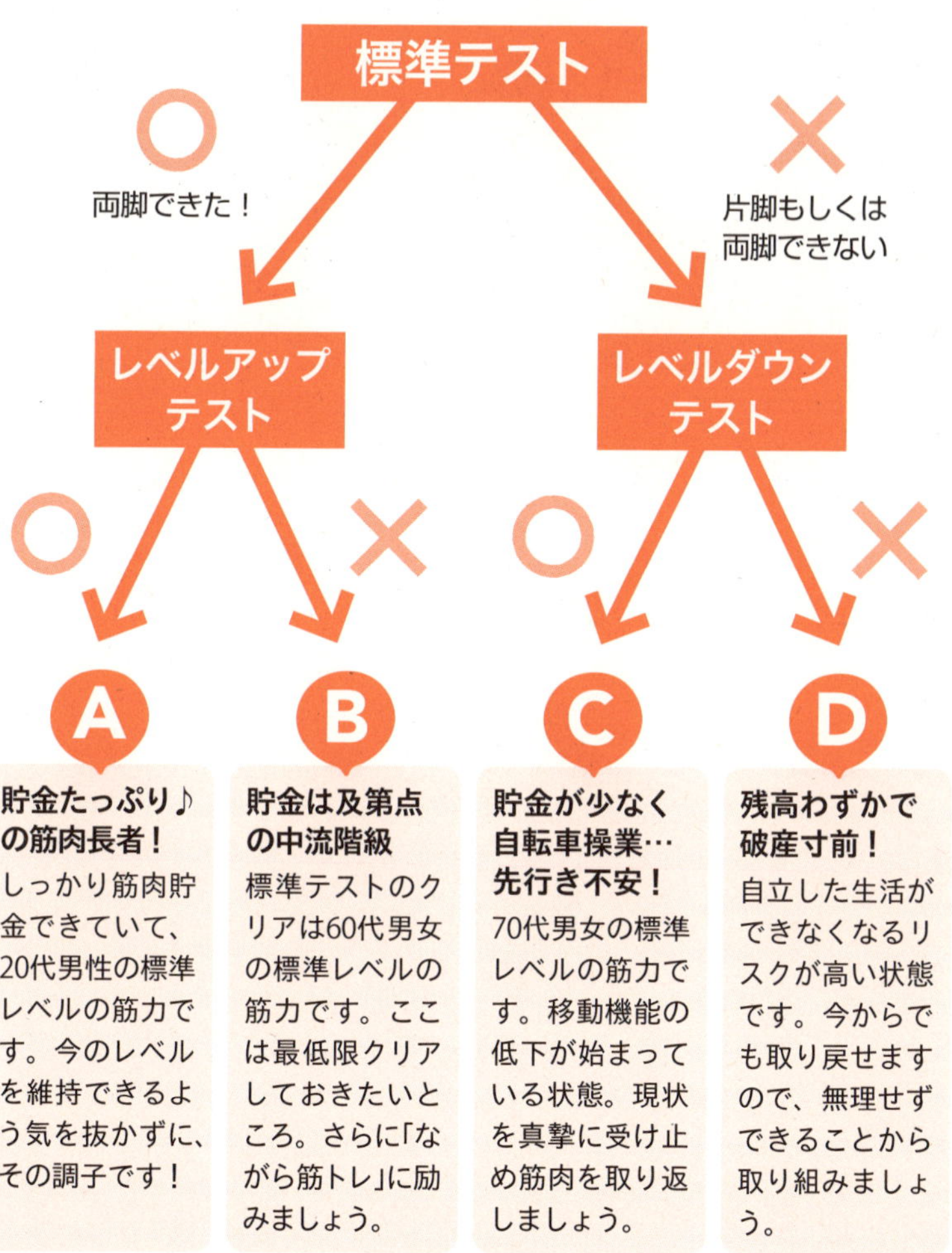

A 貯金たっぷり♪の筋肉長者！
しっかり筋肉貯金できていて、20代男性の標準レベルの筋力です。今のレベルを維持できるよう気を抜かずに、その調子です！

B 貯金は及第点の中流階級
標準テストのクリアは60代男女の標準レベルの筋力です。ここは最低限クリアしておきたいところ。さらに「ながら筋トレ」に励みましょう。

C 貯金が少なく自転車操業…先行き不安！
70代男女の標準レベルの筋力です。移動機能の低下が始まっている状態。現状を真摯に受け止め筋肉を取り返しましょう。

D 残高わずかで破産寸前！
自立した生活ができなくなるリスクが高い状態です。今からでも取り戻せますので、無理せずできることから取り組みましょう。

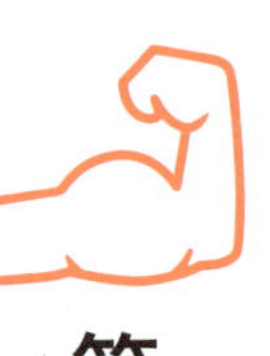

筋肉は何歳からでも鍛えられる

56歳からボディビルを始めてギネス世界記録認定に

ここまで読んで筋肉貯金の重要性、またご自身の筋肉残高が分かったと思います。それでも「若い頃から大した運動もしてこなかったのに、今さら筋肉を鍛えるなんて……」と二の足を踏んでいる人もいるのでは？　その点は心配いりません。大切なのは、今。過去の経験はさほど関係ありません。

その証拠に、「世界一高齢なボディビルダー」として74歳でギネス世界記録に認定されたアーネスティン・シェパードさんがボディビルを始めたのは、なんと56歳。それまで特別な筋トレをしてこなかった女性でも、立派な筋肉をつけることができるのです。

ボディビルの年齢別大会の最年長クラスは80歳以上級

ちなみに日本ボディビル・フィットネス連盟（ＪＢＢＦ）の日本選手権の２０１７年の女

子チャンピオンは56歳。驚きを超えた年齢(しかもかなりの美人で見た目は30代!)で、初優勝しています。高齢のボディビルダーの増加により、日本ボディビル・フィットネス連盟は２０１６年、年齢別の大会において、これまで最年長だった「75歳以上」級に加え、「80歳以上」級を新設したほどです。とはいえ、ここで私が言いたいのは、「みなさんもボディビルを始めましょう」ということではありません。「何歳からでも筋肉を鍛えることはできますよ」ということです。トレーニング経験のない高齢者に対する研究でも、しっかりと筋肉に負荷をかける運動を行えば筋肉が大きく成長することを示した研究報告がたくさんあります。

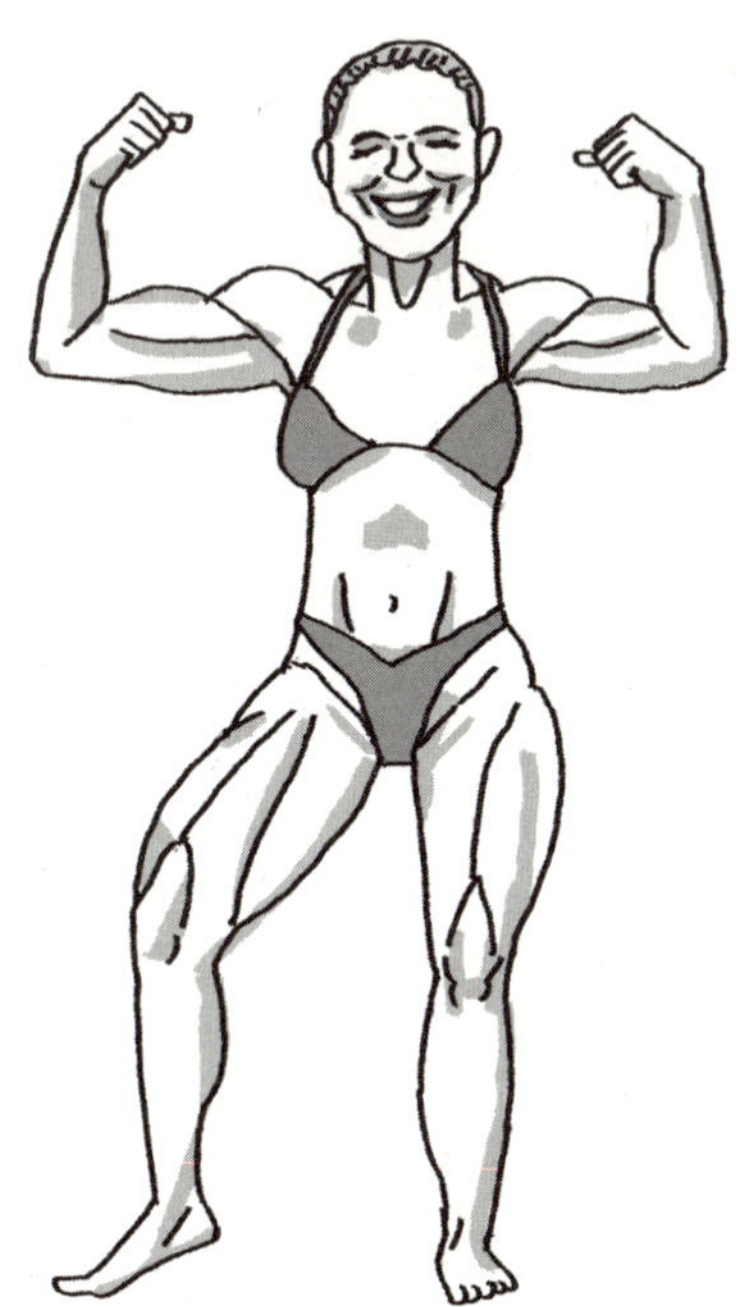

世界一高齢なボディビルダーとしてギネス世界記録に認定されたアーネスティン・シェパードさん。彼女以外にも、コンテストで活躍する筋肉おじいさん・おばあさんはたくさんいらっしゃいます。

筋肉年齢はさかのぼれる

12週間の筋トレで高齢男性の筋肉が10歳分も若返った

ある研究によると、60~72歳のトレーニング経験のない男性が12週間の筋トレを実施したところ、太ももの筋肉が大幅に増大しました。太ももの筋肉は体を支える非常に重要な筋肉です。

この実験では、足の筋トレを8回×3セット、それを週に3回行いました。すると、12週間で11%も筋肉が肥大したのです。筋肉年齢に換算すると10歳分ほどの若返りを果たしたことになります。しっかり負荷をかけた筋トレを行えば何歳からでも筋肉は大きくできるということを証明しています。

加齢により死んでしまった筋肉細胞を生き返らせることはできませんが、きちんと筋トレを行えば残された筋肉を太く成長させることができます。筋トレを始めるのに遅すぎることはありません。P40の残高判定でC、Dだった人も、前向きに筋肉貯金に励みましょう。

やったつもりになっている運動

ウォーキングやラジオ体操では筋肉貯金には不十分

「私は何年もウォーキングを続けているから大丈夫です」「毎日ラジオ体操をしています」という方も安心はできません。

たしかにウォーキングは有酸素運動としてメタボのリスクを下げ、健康に望ましい作用のある筋肉ホルモンの分泌を上げる効果も期待できます。またラジオ体操も、関節の動きを良くして快適に動ける体にしてくれます。いずれも良い運動であることに間違いありません。

しかし、筋肉貯金に有効かと聞かれると……必ずしも「YES」とは言いきれません。自分ではやったつもりになっているかもしれませんが、残念ながら老化現象として起こる筋肉の萎縮にあらがうには不十分です。ただ、運動する習慣がついていることはいいこと。いつもの運動に「ながら筋トレ」(3章)をプラスしてください。

大事なのは筋肉に「オーバーロード」をかけること

各種スポーツに取り組む平均年齢70歳の高齢男性を対象に調査した研究があります。それによると、筋力トレーニングを実施している高齢男性は、比較対象とした平均年齢30歳の男性と同等の筋力があるという結果が出ています。

また通常、瞬発力に優れた速筋は加齢とともに減少するものですが、速筋の割合も30歳の男性と変わりません。対して、ランニング、水泳を行っている高齢男性では、そのような結果は見られませんでした。

加齢とともに進む筋肉の萎縮・サルコペニアは老化現象です。ウォーキングやラジオ体操などの負荷の軽い運動で、簡単にあらがえるものではありません。筋肉の衰えを防ぎ、さらには筋肉を発達させて時間をさかのぼるためには、日常生活ではかからないような強い負荷を直接筋肉にかける必要があります。これをオーバーロード(過負荷)をかけると言います。

筋トレは筋肉に抵抗を加える運動という意味で、レジスタンストレーニング(抵抗運動)とも呼ばれます。筋肉に抵抗を加え、日常動作ではかからないようなオーバーロードをかける筋トレこそ、サルコペニアを防ぐ最良の方法と言えます。

死ぬまで歩くために鍛えておきたい筋肉

死ぬまで自分の足で歩くために鍛えておきたいのが、❶～❸の3つの筋肉。❹～❺の筋肉も鍛えておくとベストです。

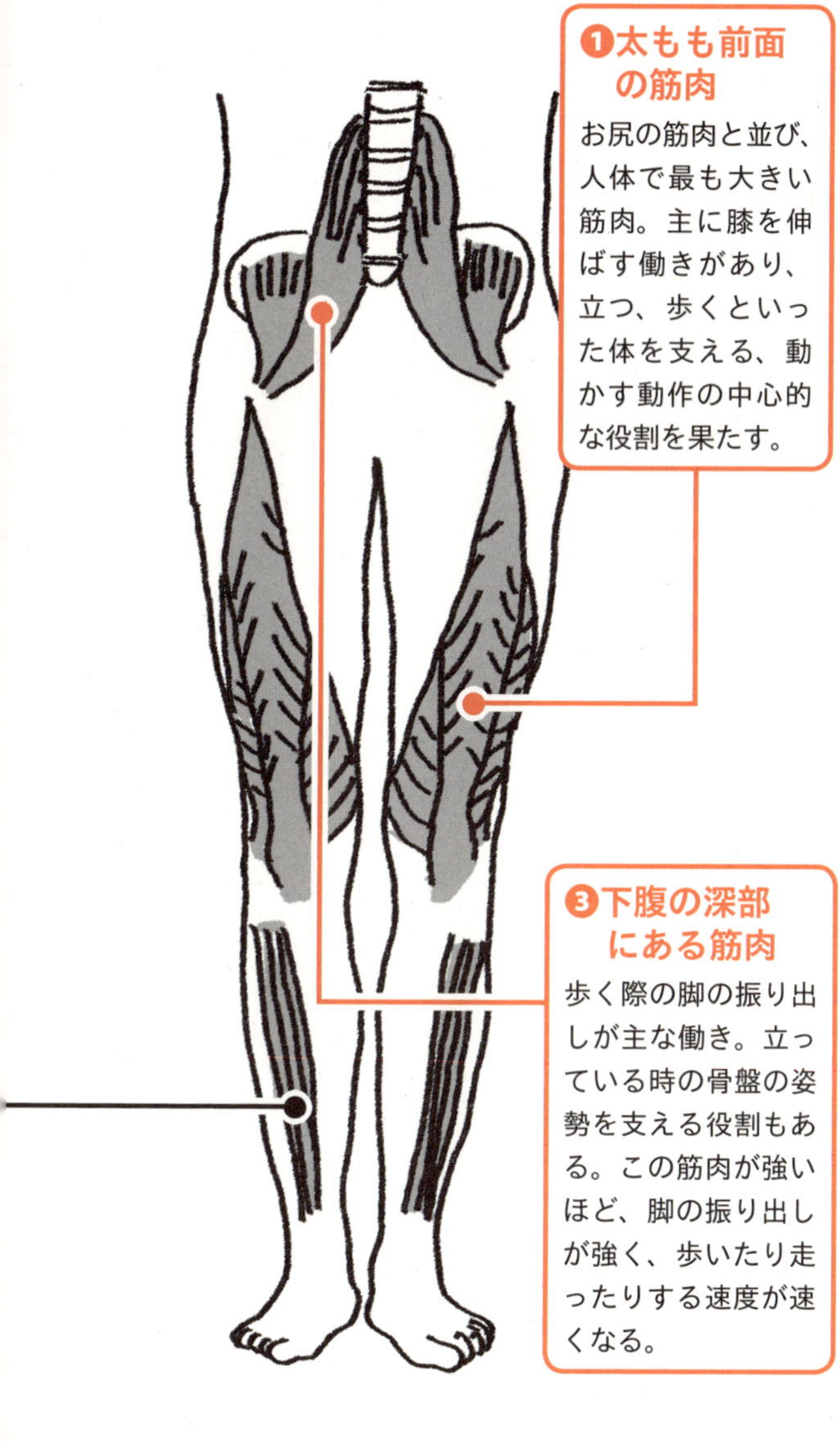

❶太もも前面の筋肉

お尻の筋肉と並び、人体で最も大きい筋肉。主に膝を伸ばす働きがあり、立つ、歩くといった体を支える、動かす動作の中心的な役割を果たす。

❸下腹の深部にある筋肉

歩く際の脚の振り出しが主な働き。立っている時の骨盤の姿勢を支える役割もある。この筋肉が強いほど、脚の振り出しが強く、歩いたり走ったりする速度が速くなる。

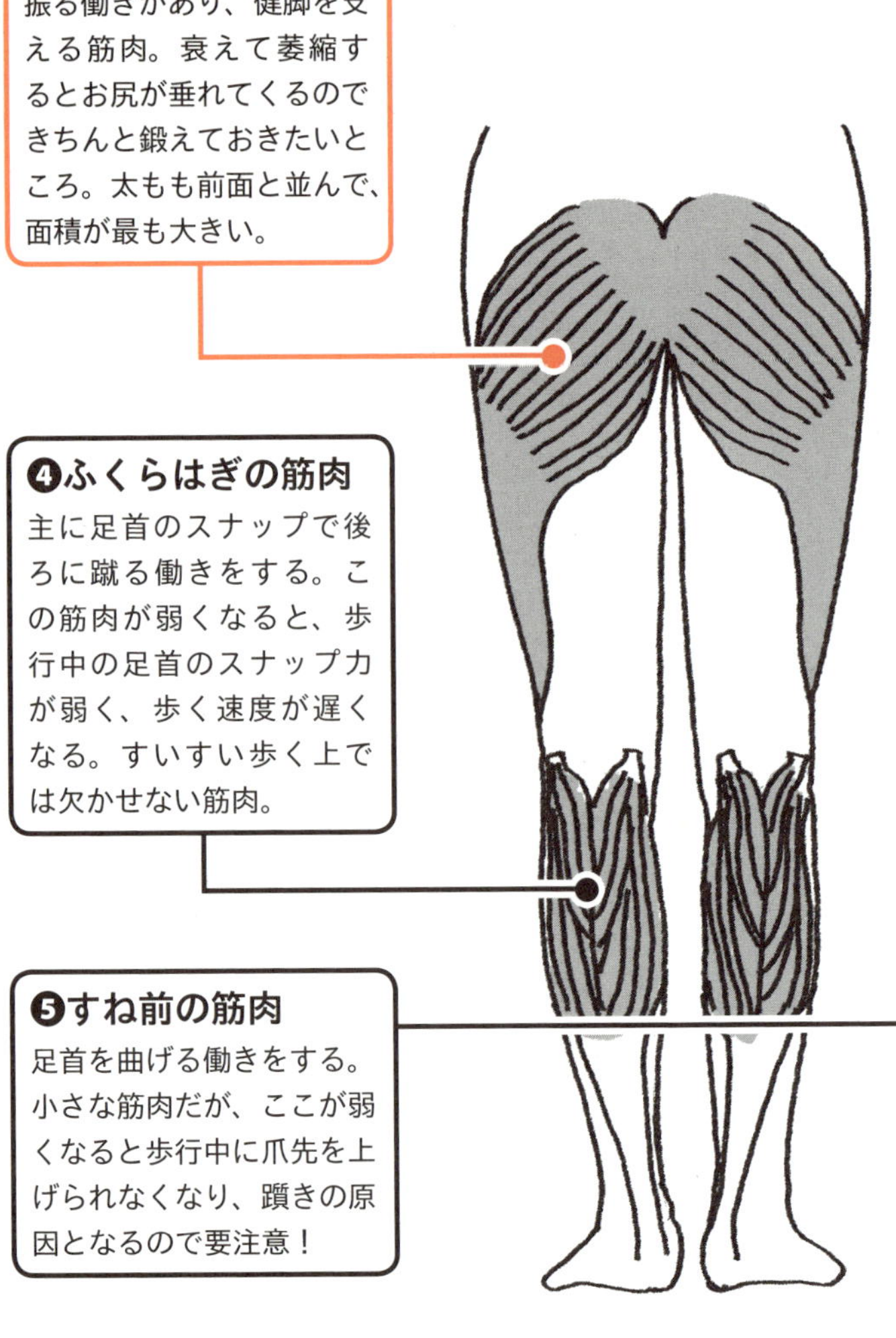

❷お尻の筋肉
主に脚を股関節から後ろに振る働きがあり、健脚を支える筋肉。衰えて萎縮するとお尻が垂れてくるのできちんと鍛えておきたいところ。太もも前面と並んで、面積が最も大きい。

❹ふくらはぎの筋肉
主に足首のスナップで後ろに蹴る働きをする。この筋肉が弱くなると、歩行中の足首のスナップ力が弱く、歩く速度が遅くなる。すいすい歩く上では欠かせない筋肉。

❺すね前の筋肉
足首を曲げる働きをする。小さな筋肉だが、ここが弱くなると歩行中に爪先を上げられなくなり、躓きの原因となるので要注意！

❶〜❸は加齢で萎縮しやすい筋肉なので要注意。また❹〜❺はを鍛えておくと歩行がスムーズになり、躓きにくくなります。

3章

筋肉貯金するための「ながら筋トレ」

「ながら筋トレ」のルール

トレーニングを始めるにあたり、まずは次のルールを頭に入れておきましょう。

◎「ながら」で良いのでしっかりと

筋トレはパーツごとのトレーニングです。全身運動ではないので汗だくになって息が上がることはありません。テレビを見ながらでもできる続けやすい運動です。ただし、「ながら」とはいえ適当ではなくしっかりと。

◎トレーニングは最重要種目の4種目のみ

行うのは、下半身と腹筋・背筋を鍛える4種目だけ。いろいろするより最重要の運動をしっかり続けることが大事です。

◎4種目全部で5分でOK。一日おきに週3回程度取り組みましょう

長時間やればいいってものではありません。5分を週3回。短時間集中でいきましょう。なお、「習慣づけるために毎日したい！」という方は、スクワット&トーレイズ、レッグレイズ&バックエクステンションと2つに分けて、毎日交互に取り組んでください。

❶スクワット

4種目のトレーニングの中で圧倒的に重要。しかし、間違ったフォームで行っている人が多く、それでは膝に痛みを伴い筋トレ効果も下がってしまいます。

典型的なNGフォーム

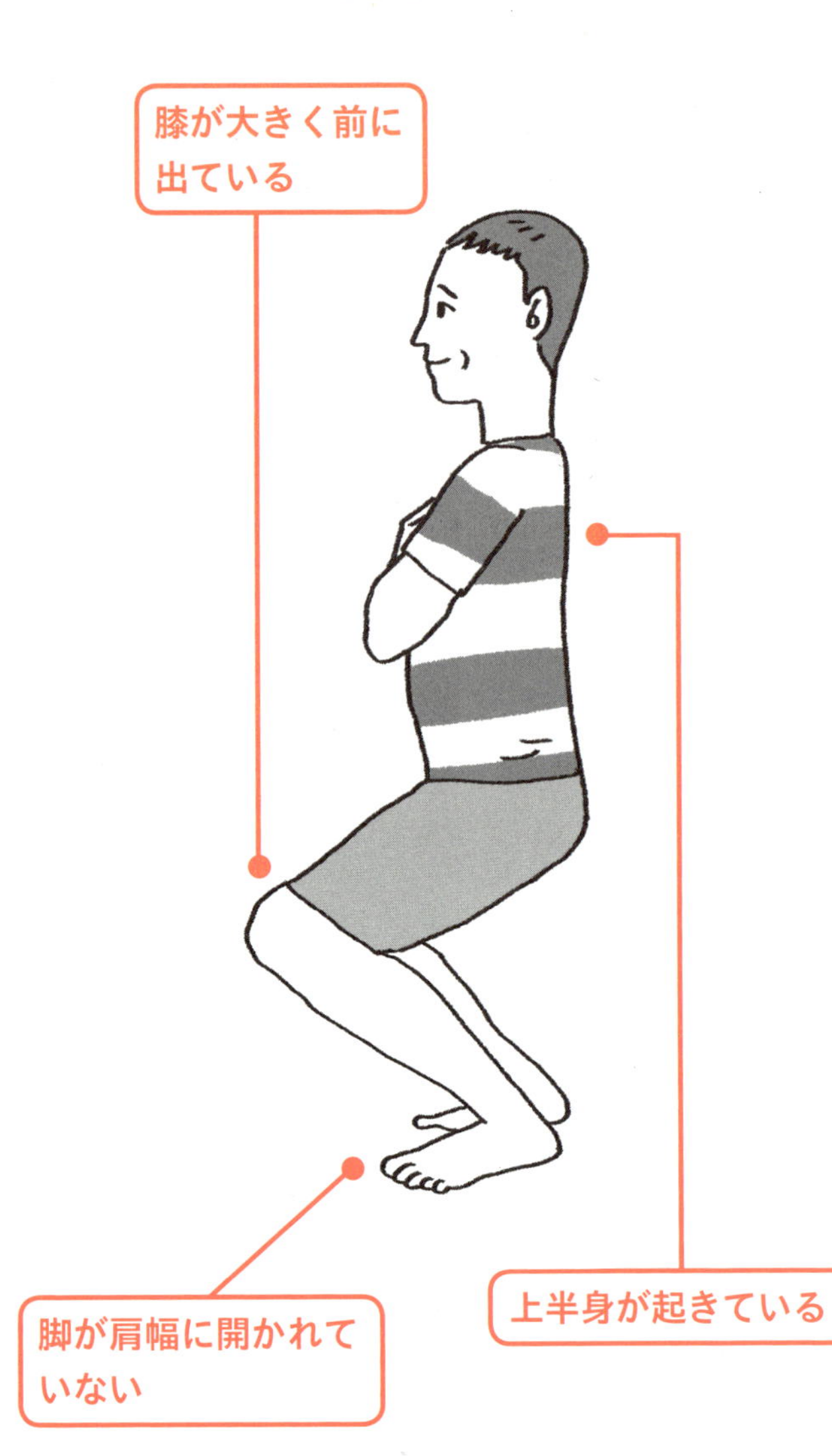

練習

正しいスクワットは、椅子から立ち上がる動作と同じ形。これなら膝を痛めず、筋力をしっかり鍛えられます。椅子を使ってフォームを覚えましょう。

正しいフォーム

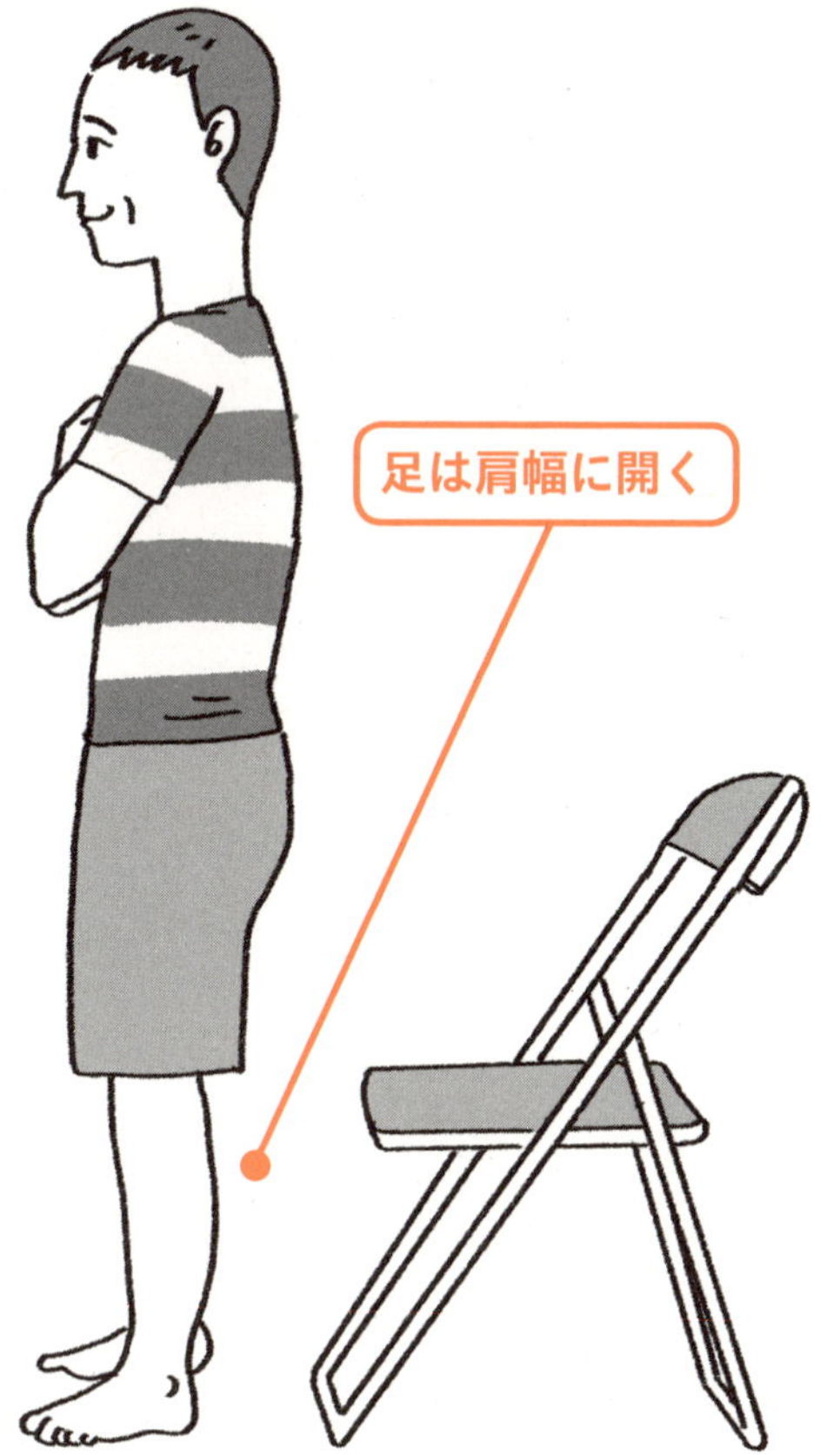

1 腕を胸の前で組んで椅子の前に立つ。そこからいつも座るのと同じ要領で後ろにある椅子に腰かける。その際、**上半身を前傾しながらお尻を引いてしゃがむ**のがポイント。

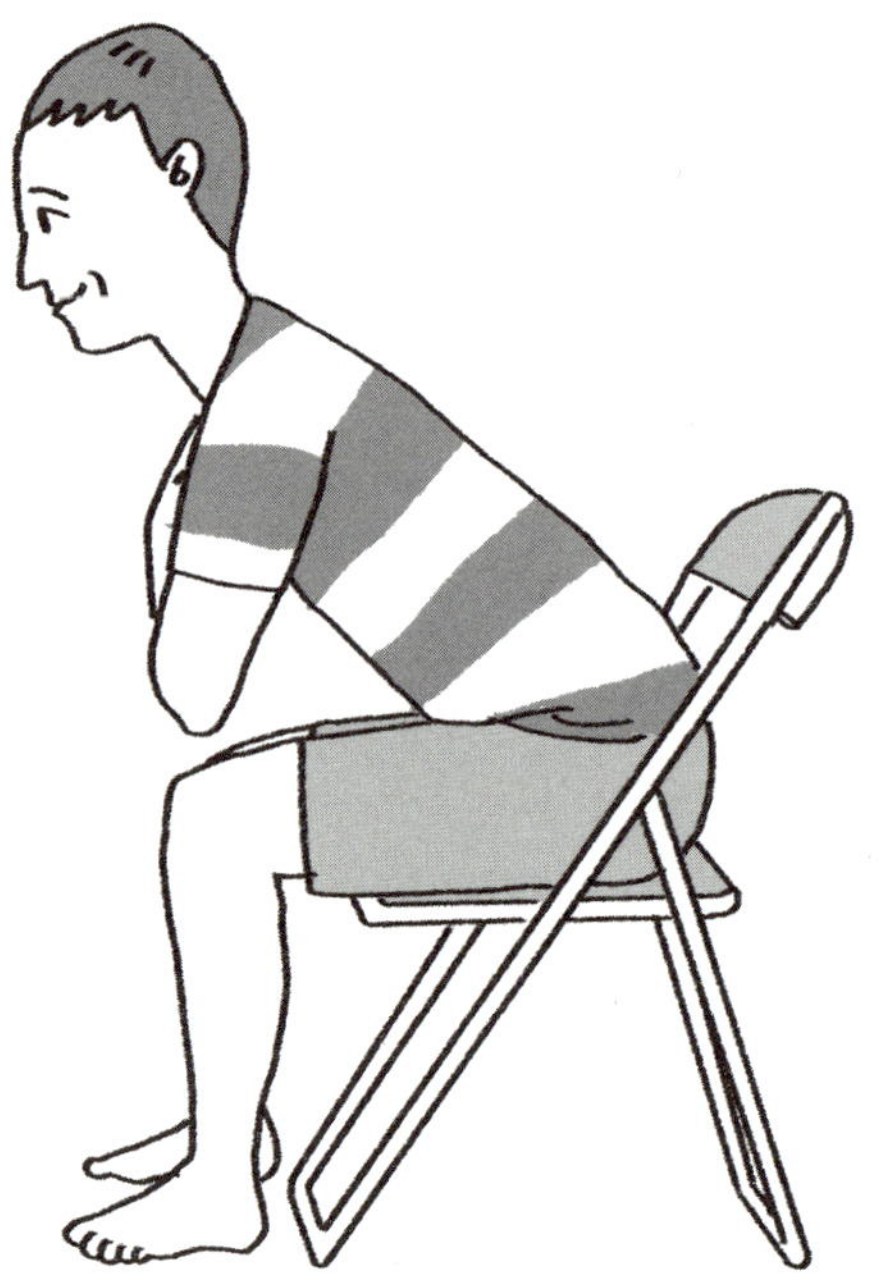

2 しゃがんで椅子に腰かけたら、立ち上がって1に戻る。

1→2→1→2の順で繰り返します。基本的には、普段の椅子に座る→立つ動きと同様。違うのは、椅子にお尻をついてから上半身を起こして背もたれに背中を預ける動きをしないだけです。

本番

フォームを覚えたら、いよいよ本番です。椅子を外すので深くしゃがんで行いますよ。

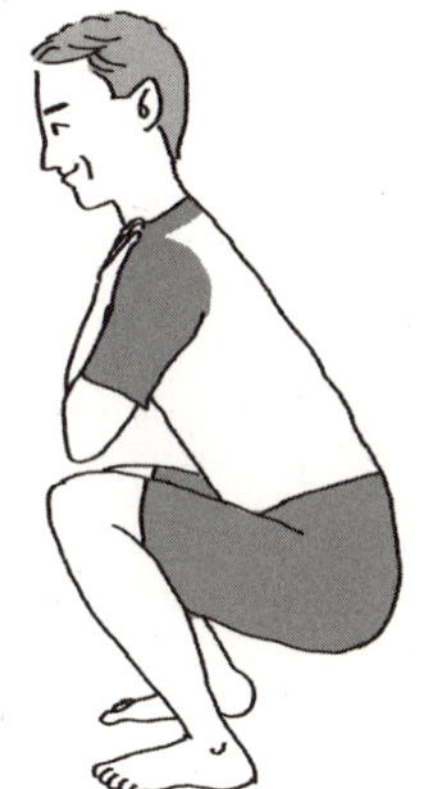

1

椅子に腰かけるイメージで、**上半身を前傾してお尻を引きながら深くしゃがむ。**最低でも、太ももが床と平行になるところまでお尻を下げよう。

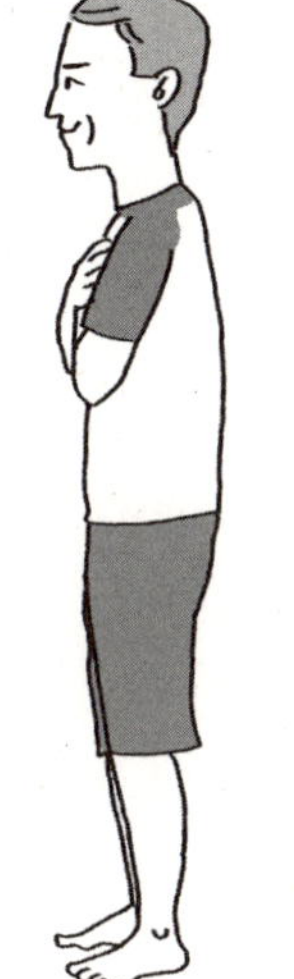

2

2秒かけてしゃがんだら、2秒かけて立ち上がりもとの姿勢に。その後も、2秒下げ2秒上げのテンポで丁寧に動作を繰り返す。

- **鍛えられる筋肉：太もも、お尻の筋肉**
- **回数：15回を目標に！**

※負荷調整：この方法できつい人は机などに手をついて行う。逆にラクな人は３秒下げ・３秒上げのテンポで、立ち上がりきらずに動作を繰り返す。

やらない人ほどできない理由探しが上手

スクワットは、普段椅子に座ったり立ったりできている人なら特に痛みなくできる動作です。「スクワットが良いことは分かっているけれど、膝が痛くなるから……」と言い訳をする方がいらっしゃいますが、それはフォームに問題があるからでしょう。やらない人ほど、できない理由を見つけるのが上手ではありませんか？　日常生活で痛みなく椅子から立ち上がれるならスクワットも痛みなくできるはずですよ。

適正な強度で丁寧に行おう

この方法がきつい人は、机などに手をついて体を支えながら行ってください。筋力がついてくれば徐々に支えなしでできるようになります。

逆に「ラクラクだ」という人は、速度を少しゆっくりにし（3秒下げ・3秒上げ）、立ち上がりきらずに動作を繰り返す方法で行ってください。運動強度がぐんと上がりますよ。

大切なことは適正な強度でしっかり筋肉に負荷をかけること。浅くしゃがむごまかしたフォームで15回行うより、きちんと深くしゃがんで10回行った方が効果的です。最初は無理なくできるところから始めてください。

❷レッグレイズ

体幹を支える力に加え、脚を前に振り出す力もつくので歩く速度が上がります。

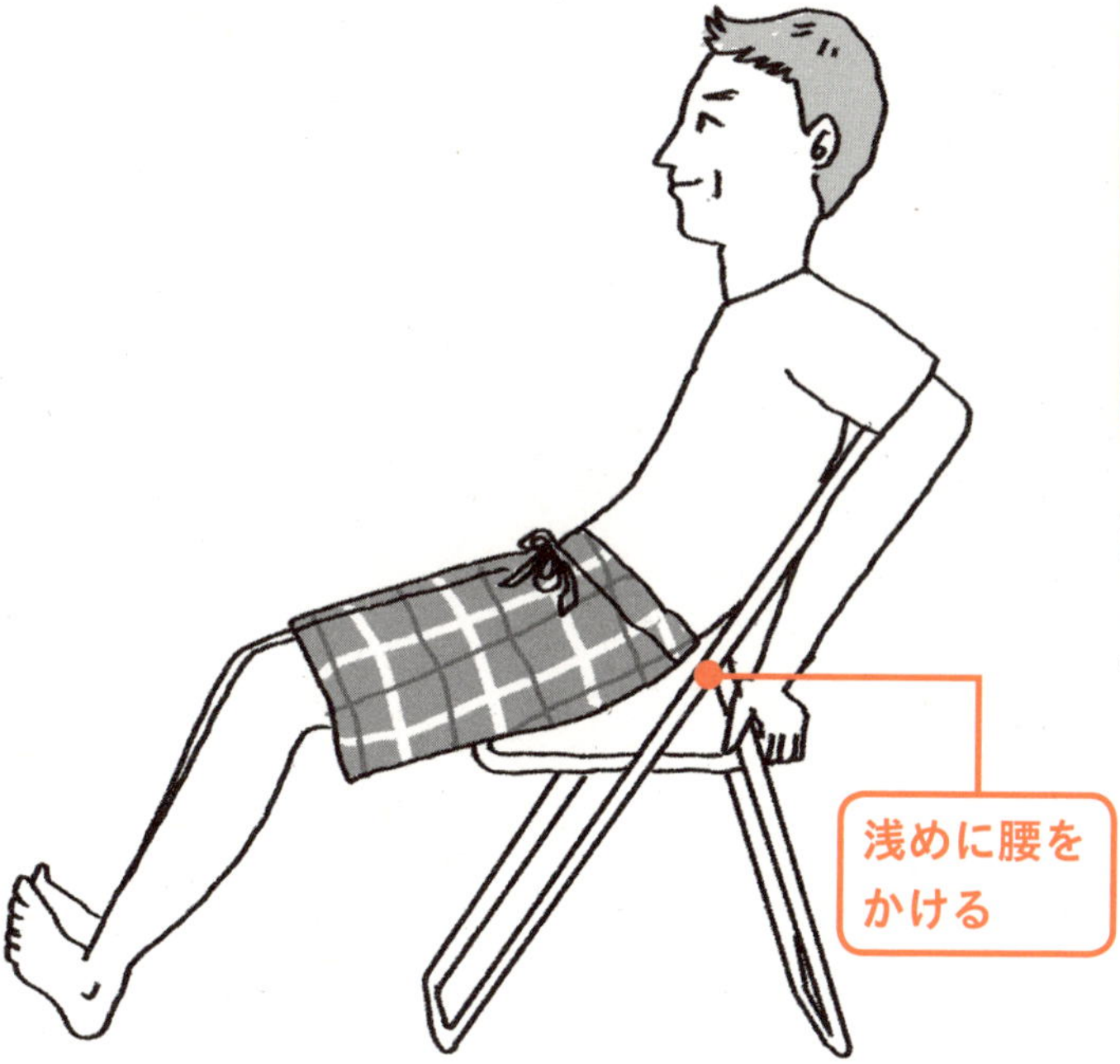

浅めに腰をかける

1 **椅子に浅めに腰をかけて**、背もたれに背中を預ける。手で椅子の後ろをつかむ。

※ソファで行ってもOK。ソファの場合、手はお尻の横に置く。

- **鍛えられる筋肉：お腹、下腹の深部にある筋肉**
  太もも前面の筋肉
- **回数：10回を毎回しっかり。足を高く上げる**

※この方法できつい人は膝を深く曲げて行う。逆にラクだと感じる人は毎回しっかり足を高く上げよう。

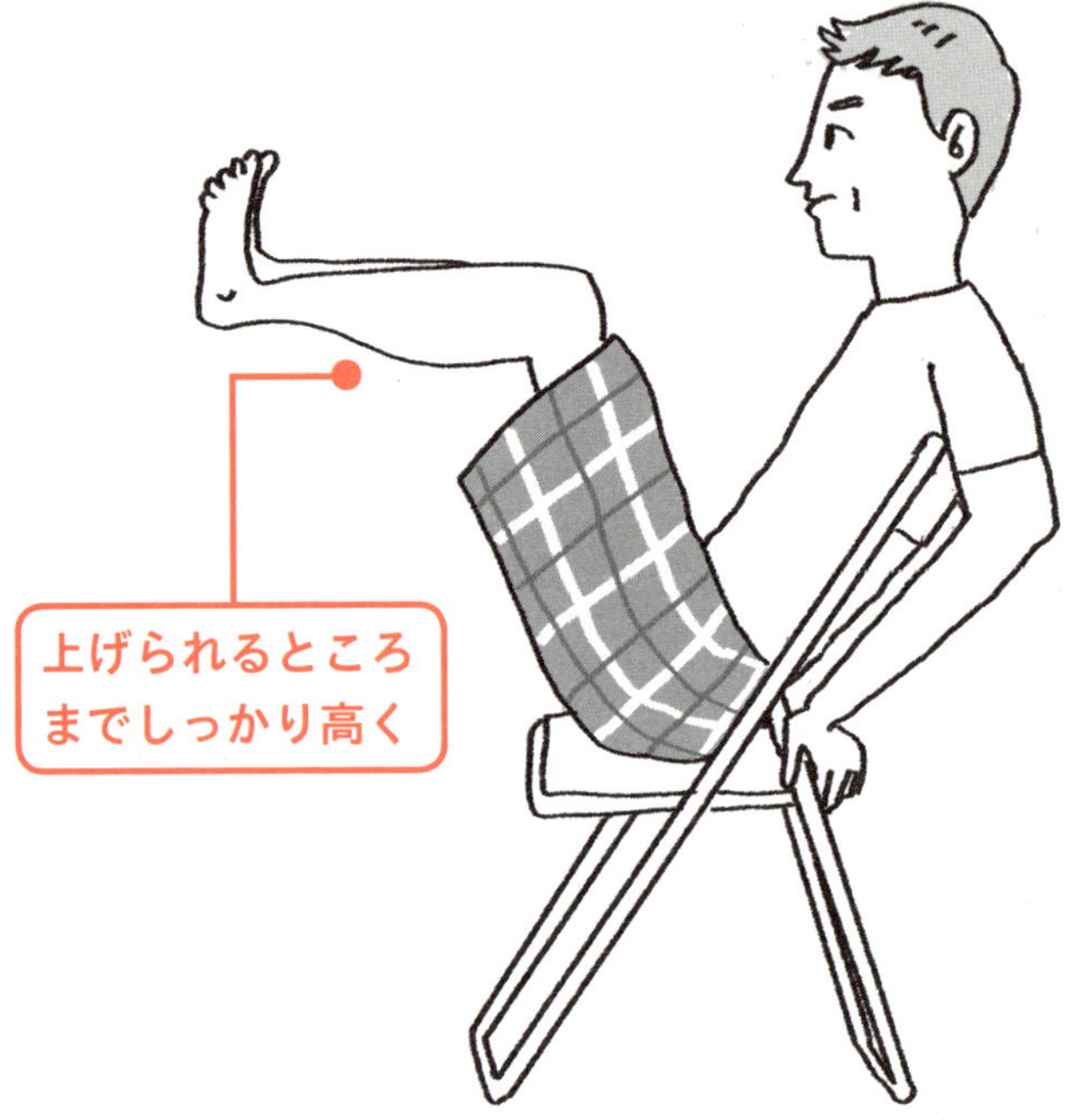

2 両脚を揃え、**上げられるところまでしっかり上げて下ろす。**2秒上げ・2秒下げのテンポで繰り返す。

ちょっとアフターケアを…

腹筋をしっかり鍛えると、筋肉が驚いて攣ることがあります。レッグレイズの後や、攣ってしまった時は、ぜひストレッチを。

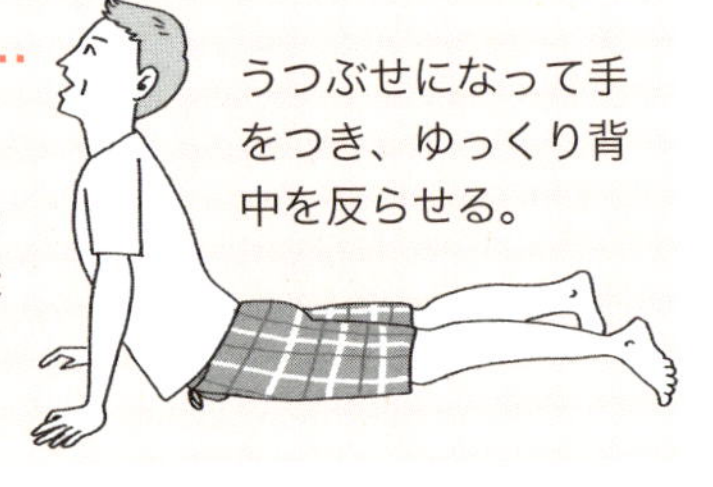

うつぶせになって手をつき、ゆっくり背中を反らせる。

③バックエクステンション

ぴしっと背すじを伸ばす背筋群を鍛えます。体幹が安定するので動作の軸が定まります。

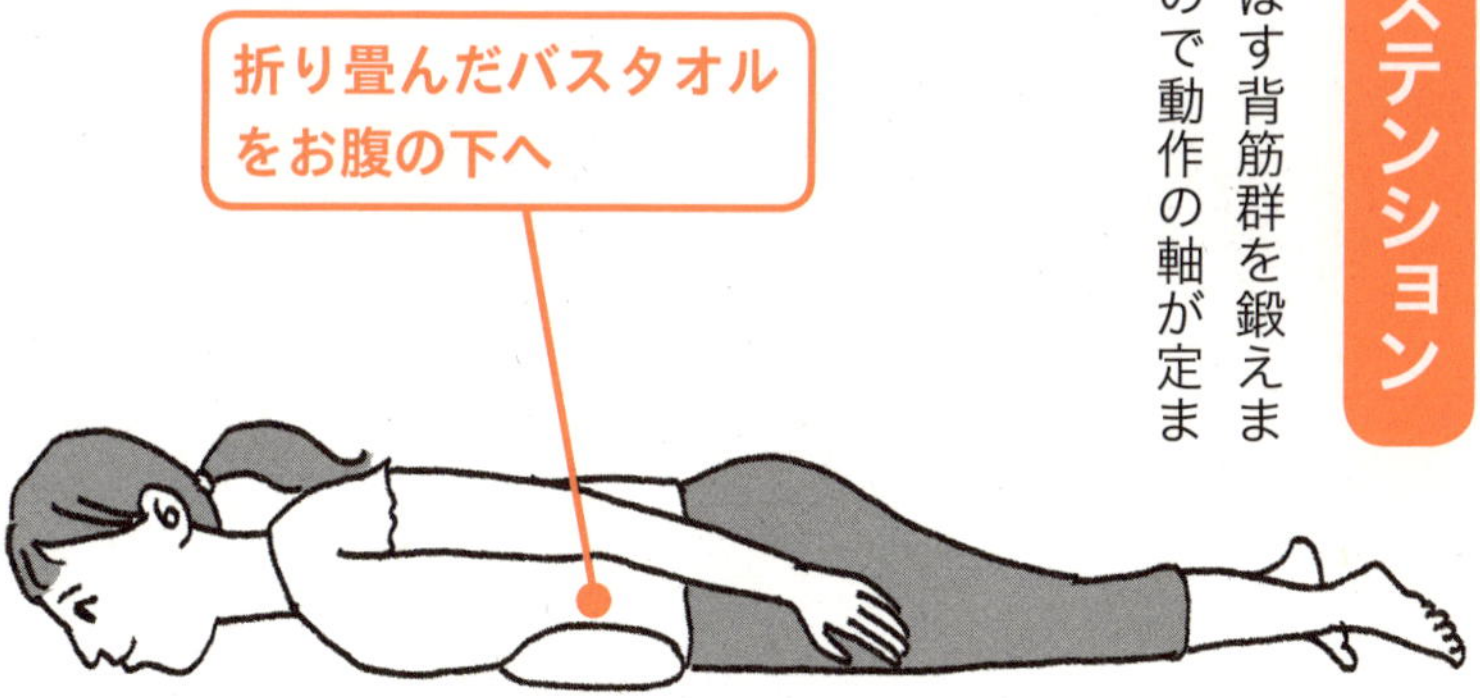

折り畳んだバスタオルをお腹の下へ

1 床にうつぶせになる。この時、**折り畳んだバスタオルをお腹の下へ。**これによって背中を反らす運動の可動域を広げることができる。

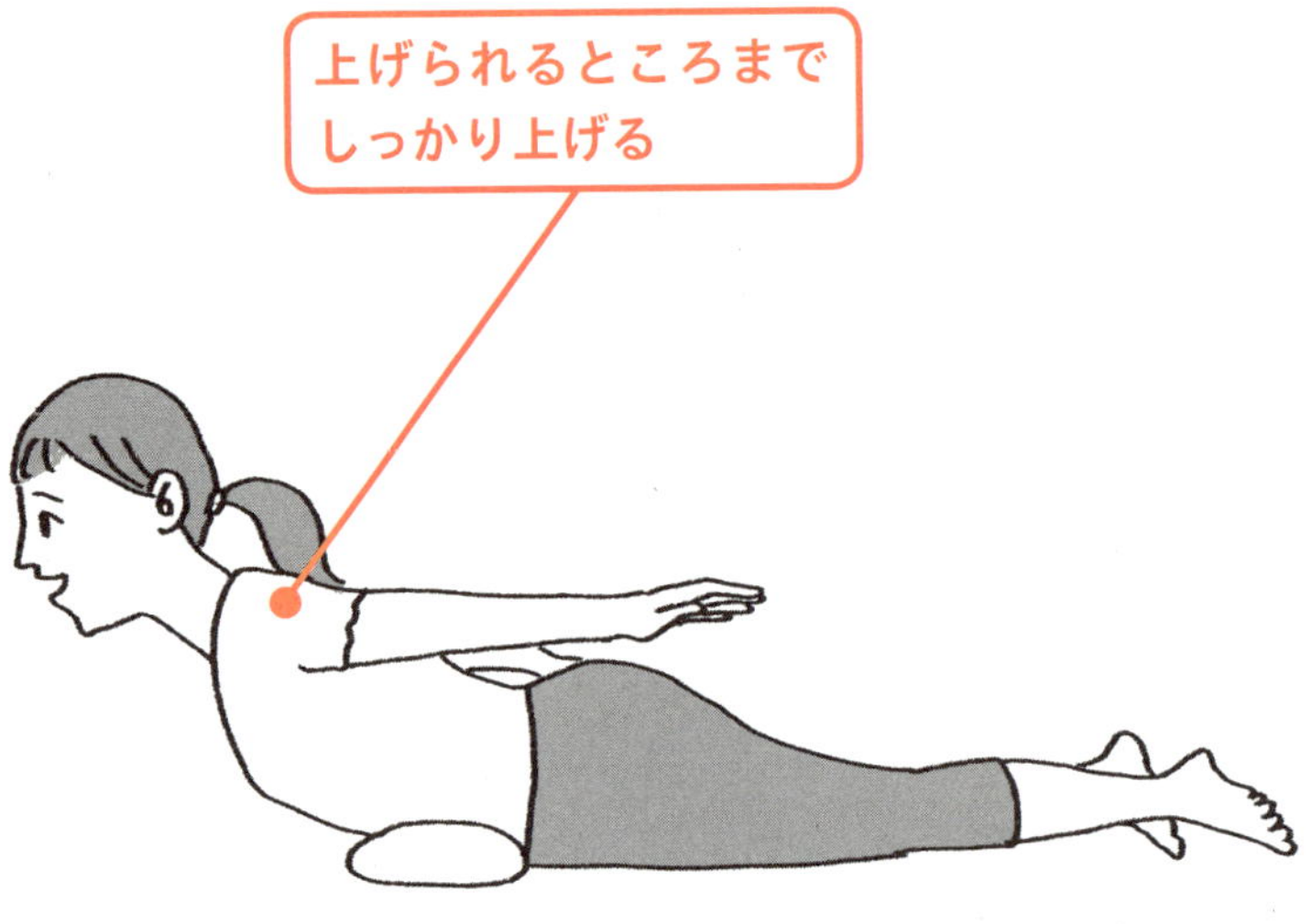

2 手を上げながら背中を反らす。上半身を上げられるところまでしっかり上げて下ろす。2秒上げ・2秒下げのテンポで繰り返す。

- **鍛えられる筋肉：背筋**
- **回数：10回を毎回しっかり。高く上体を起こす**

※負荷調整：背中を反らす高さで調節する。できるところまでしっかり反らすように。

注：ただし、腰に痛みを感じる場合は無理をせず、痛みのない範囲で行おう。

❹トーレイズ

すね前の筋肉を鍛えると、しっかり爪先を上げられるので躓きにくくなります。

押さえつける

上げ下げ

右足のかかとで左足の爪先を押さえつけて負荷をかける。それに対して左足の爪先を上下に動かす。1秒上げ1秒下げの少し速めのテンポで繰り返す。左足が済んだら右足も行う。

● 鍛えられる筋肉：すね前の筋肉
● 回数：15回をしっかりと

※負荷調整：押さえつける強さで調整しましょう。

Column 1

初日は絶対張り切らない

筋肉は慣れない刺激を受けると翌日に激しい筋肉痛を起こします。ですから筋肉貯金運動では、「初日は張り切らない」が鉄則。全力で追い込まずに余力をもって終わりましょう。慣れてくると筋肉痛が起こりづらくなりますから、1週間くらいかけて徐々に慣らしていきます。慣れてきた2週目からはしっかり行いましょう！

最優先種目はスクワット

ご紹介した4種目は本来全部行ってほしいのですが、「4種目もあると億劫になって一つもしないことに」となっては困ります。優先順位をつけ、一つでも良いので取り組んでください。最優先種目はやはりスクワット。体を支える下半身が一番大事だからです。また、スクワットはサルコペニア予防の最重要種目でもあります。しんどいな、という日はスクワットだけでも結構です。体調と相談しながら継続するようにしましょう。

Column 2

朝イチ体幹トレ

体幹トレーニングの主な目的は、手足の土台部分である体幹部を安定させること。言わば、一日元気に手足を動かすための基礎作りです。

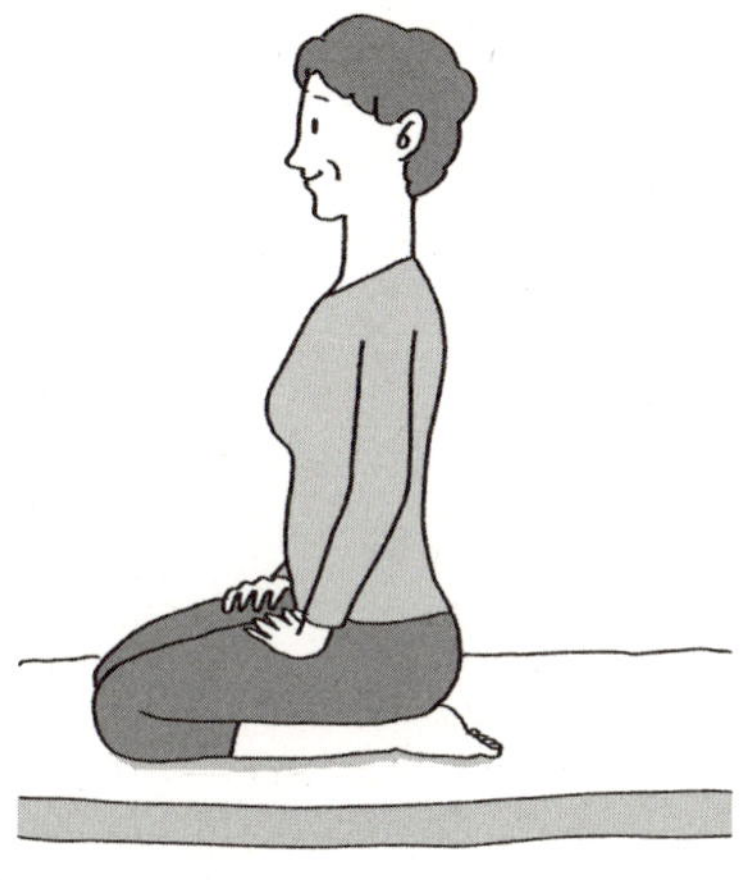

1 柔らかい布団の上で10 ～ 20秒間正座。背すじを伸ばし顎を引く。ポイントは、手を脚の付け根に置くこと。これにより肩が引けて(肩甲骨が寄る)胸が張りやすくなる。足首が痛む人は控えよう。

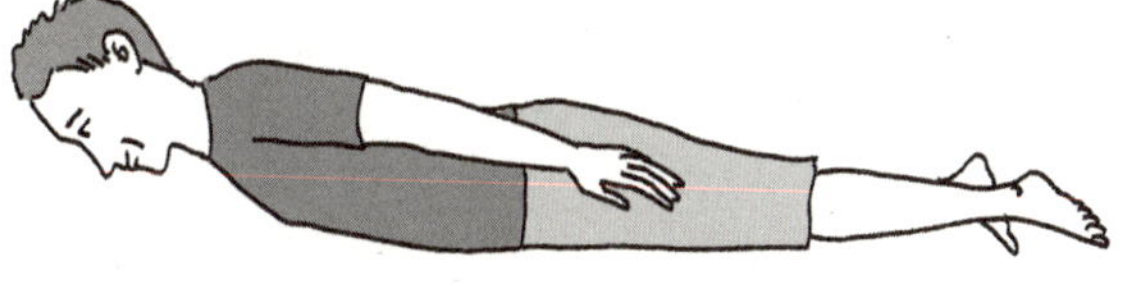

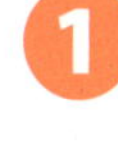

2 うつぶせの姿勢で、顎を引いて胸を少しだけ浮かせ10 ～ 20秒間キープ。手を上げることで肩が引けるので(肩甲骨が寄る)胸を張って背すじを伸ばしやすい。ピシっと背すじを伸ばして体幹を安定させる感覚を覚えよう。

日常動作に一工夫を加えて、目指せ！ 100貯金

「ながら筋トレ」とは、ここまでご紹介したようにテレビを見ながら……などちょっとした空き時間を見つけて手軽に取り組める筋トレです（手軽ですが、しっかりやってくださいね）。他にも、日常で行っている運動に一工夫加えることで十分な「ながら筋トレ」になるものもあります。

例えば、健康のためのウォーキング習慣、積極的な階段の利用、ちょっとした待ち時間に行うかかとの上げ下げ。筋肉貯金を増やす心がけで、日常からこのようなことに取り組んでいる人は多いようです。いずれも筋肉貯金に効果的な良い運動ですが、そこに工夫を加えればさらに効果を上げられます。負荷の軽い運動をたくさん行うのではなく、100点満点の100貯金の運動に変えていきましょう。

また、こうした日常の行動での「ながら筋トレ」に取り組んでいると、おのずと意識が高まり、運動だけでなく食事や飲酒、睡眠にも気を配るようになるでしょう。「意識高い系」になって、効果的に筋肉貯金を増やしましょう。

かかと上げ下げ80貯金→一工夫で100貯金！

普段しているかかと上げ下げに一工夫を。これで筋肉貯金の効果がさらに上がります。

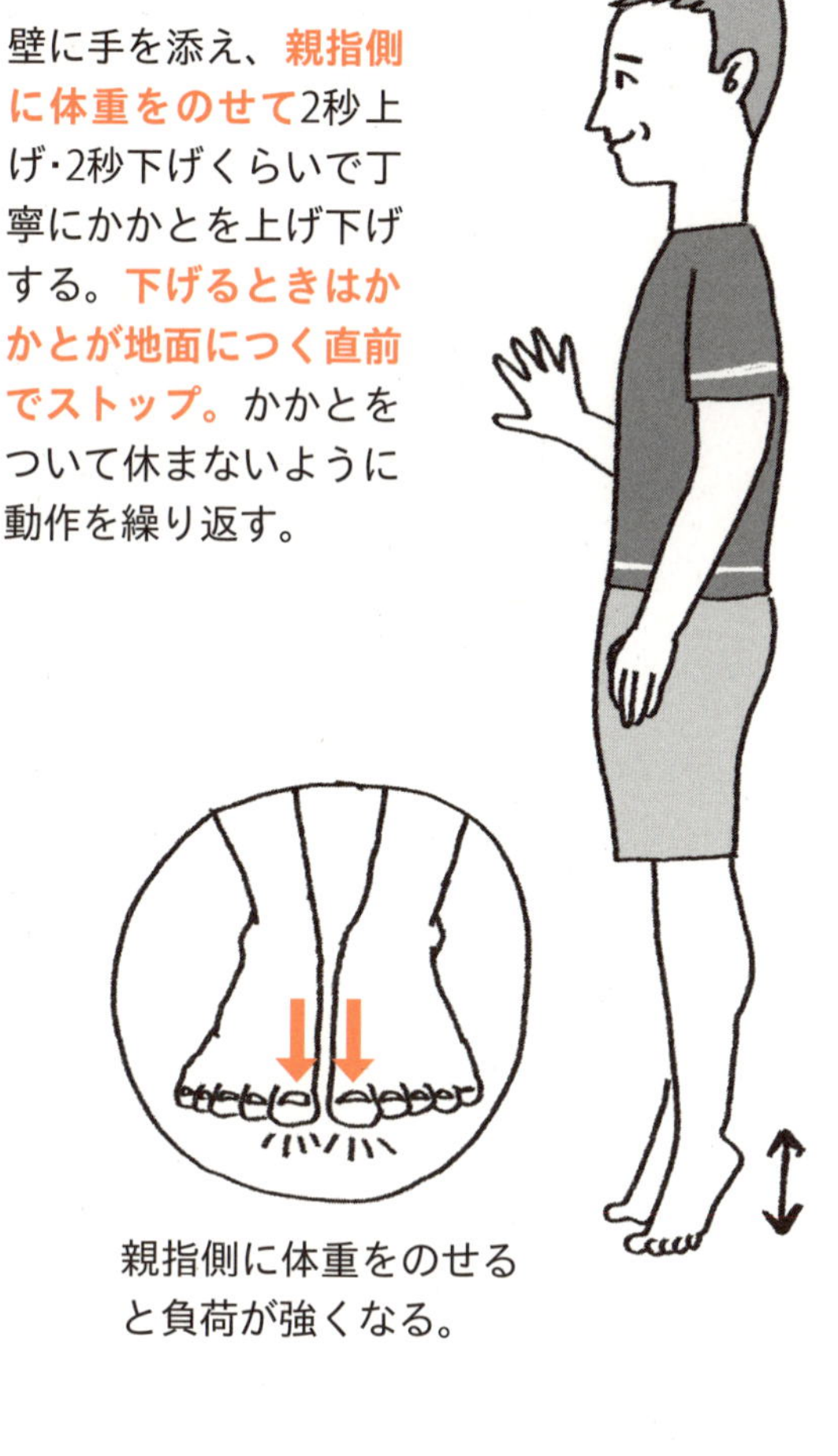

壁に手を添え、**親指側に体重をのせて**2秒上げ・2秒下げくらいで丁寧にかかとを上げ下げする。**下げるときはかかとが地面につく直前でストップ。**かかとをついて休まないように動作を繰り返す。

親指側に体重をのせると負荷が強くなる。

- **鍛えられる筋肉：**ふくらはぎの筋肉
- **回数：**10 ～ 15回程度

階段昇り60貯金→1段飛ばしで100貯金！

階段を使うなら1段飛ばしでホイホイっと100貯金運動にレベルアップして昇りましょう。

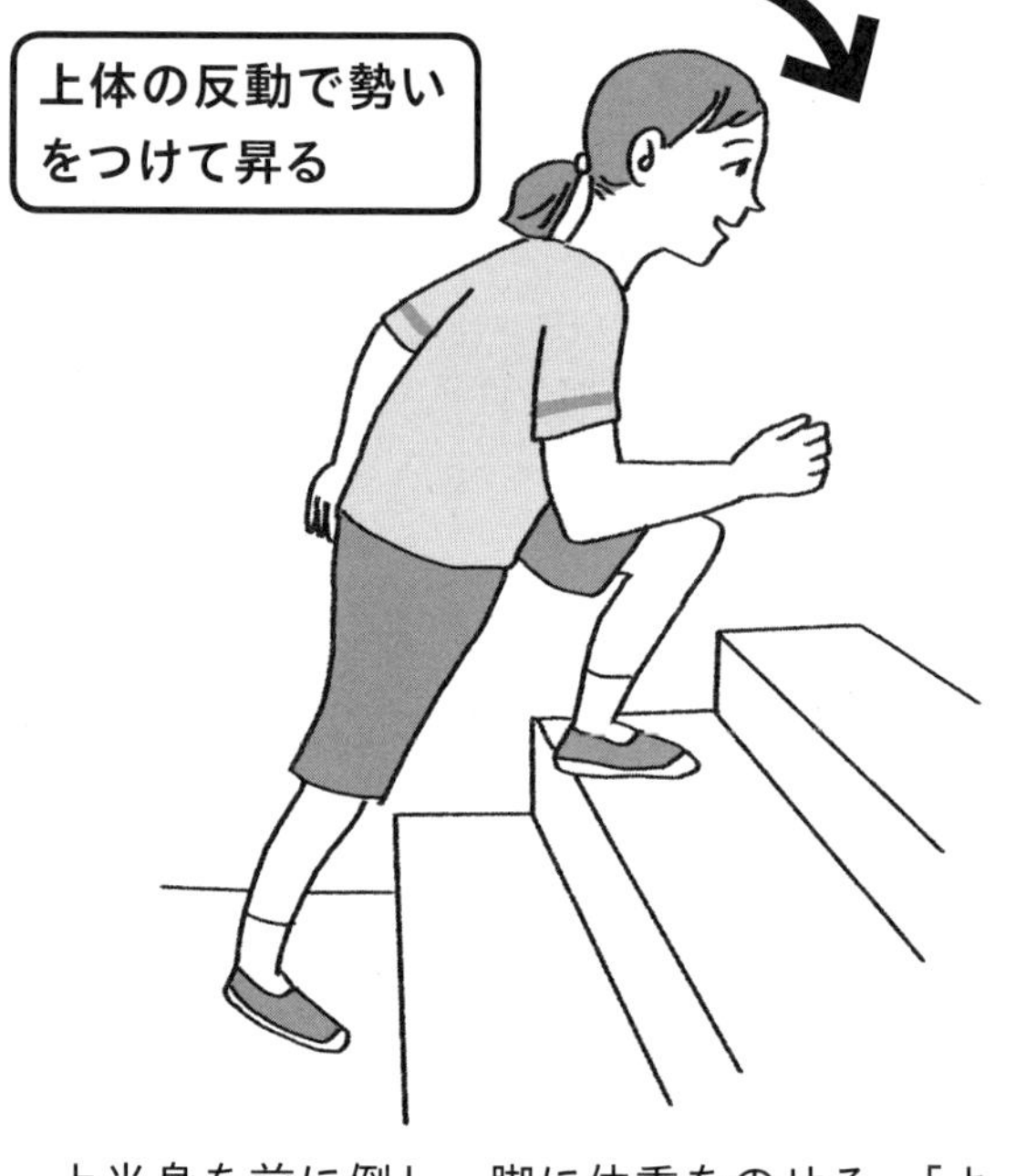

上半身を前に倒し、脚に体重をのせる。「よいしょっ」と反動をつけると筋肉のバネが使えてホイっと昇りやすい。1段飛ばしが無理なら1段ずつでも良い。上体の反動で勢いをつけて昇ってみよう。

●鍛えられる筋肉：太もも前・後ろ、お尻の筋肉

できれば３階までは階段で昇ろう。「３階」は３つ上ではなく２つ上の階だと思えば気がラク。

また、降りる時もぜひ階段を。下りでは着地の衝撃を筋肉で受け止めるので、実は結構な筋肉貯金運動になる。早足で急いで降りると関節を痛めるので、ゆっくりと丁寧に。

ウォーキング70貯金→大股歩き・ランジウォークで100貯金！

ウォーキングも良い運動ですが、筋肉貯金を増やす運動としては不十分。大股で歩けば負荷が上がり、さらにランジウォークを取り入れれば100点満点の100貯金運動になります。

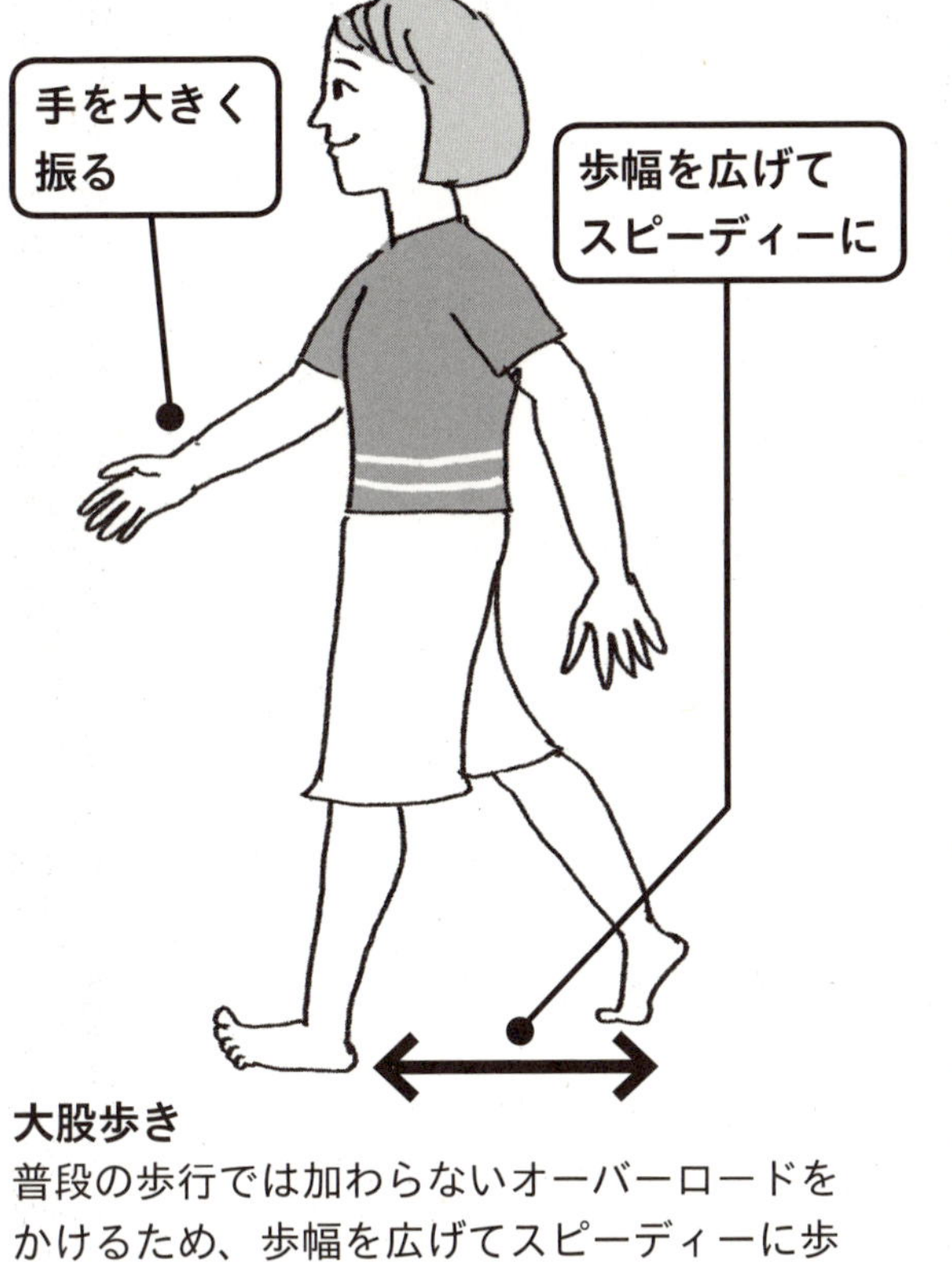

大股歩き

普段の歩行では加わらないオーバーロードをかけるため、歩幅を広げてスピーディーに歩く。この時、腕を大きく振ると作用反作用の法則で蹴り脚が強くなる。

足が縦に一直線に
ならないように、
肩幅くらいに開く
しっかり腰を
沈める

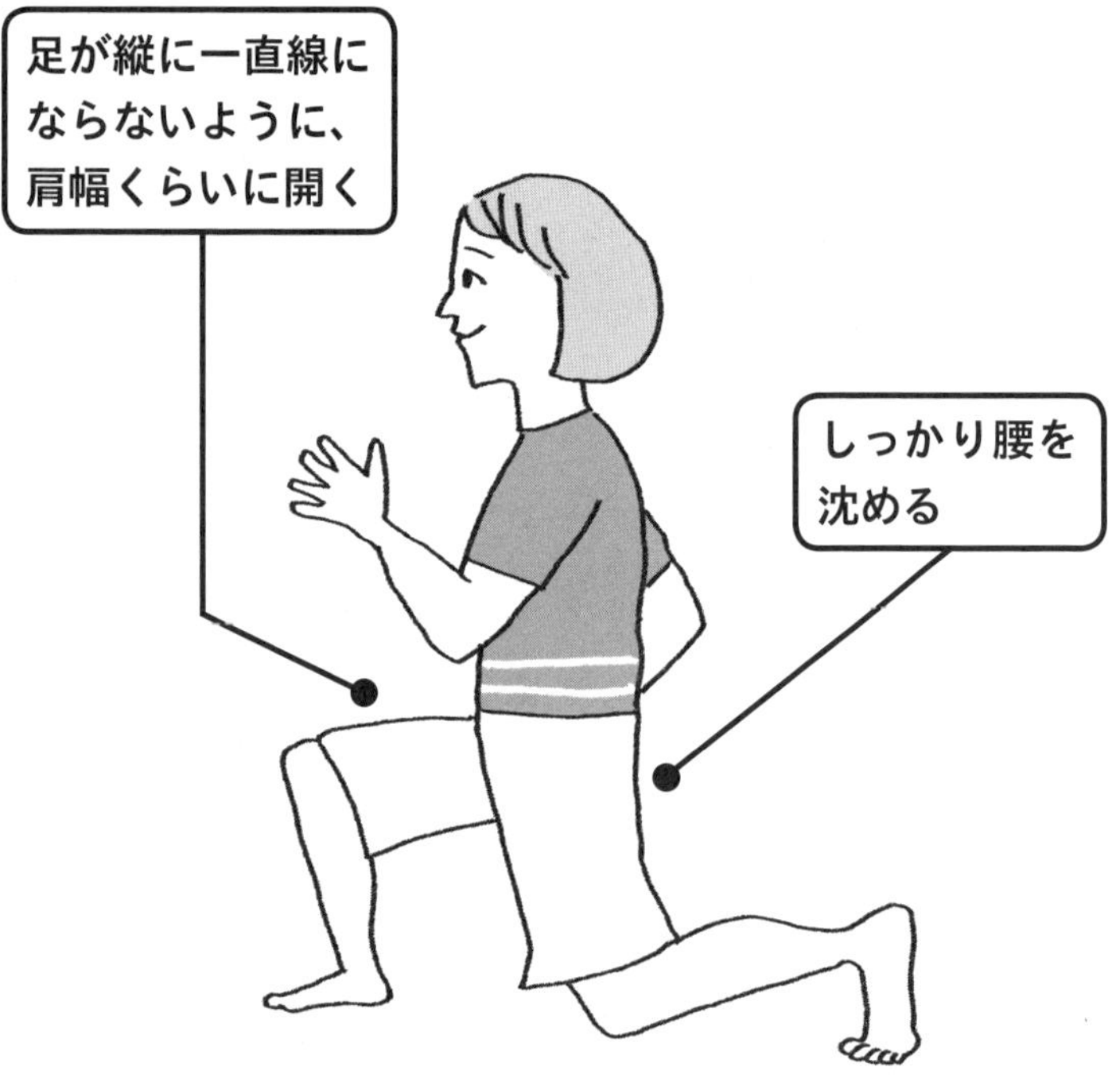

ランジウォーク

さらに負荷を上げる「歩きながら行う筋トレ」。大股で踏み出して、膝が地面につくぐらいまでしっかりと腰を沈める。これを繰り返して前に進んでいく。

- 鍛えられる筋肉：太もも前・後ろ、お尻の筋肉
- 回数：「大股歩きは次の電柱まで」など無理のない範囲でできるだけ行おう。ランジウォークは通常のウォーキングに10歩程度を時々取り入れる。

4章

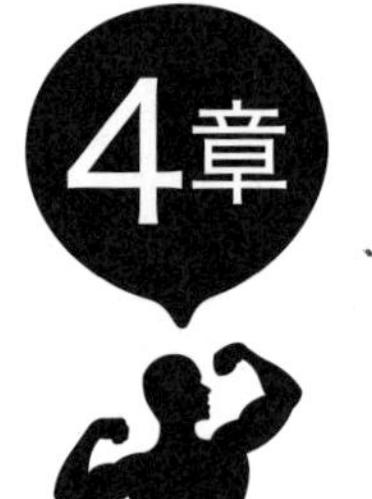

筋肉貯金のうれしい効果

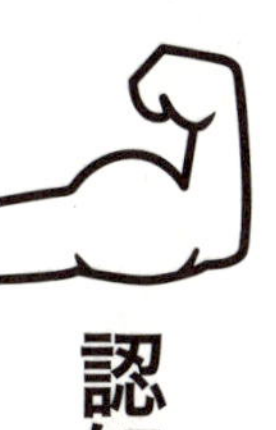

認知症の予防・進行防止に

運動が認知症予防に効果的という多くの研究報告

「認知症予防」と聞くと、読書やパズルのような頭を使う「知的活動」、もしくは「魚を食べると良い(『おさかな天国』という歌にもありますね)」などの「食習慣の改善」を思い浮かべる人が多いかもしれません。

しかし、実は運動も非常に大きく関係しています。なかでも、ウォーキングなどの有酸素運動は有効性を確認する研究報告が多くあがっています。例えば、ウォーキング以上の運動習慣が週に3回以上ある人は、運動をしない人に比べて認知症発症率が50%程度低減するという報告もあります。これは「知的活動」の読書に匹敵するほどの効果です。

運動が認知症予防に良い理由には、いくつかのメカニズムが考えられます。一つは神経細胞の機能改善に必要とされるBDNF(脳由来神経栄養因子)が運動によって増加するため。また、運動によりアルツハイマーの原因となる脳内アミロイドの沈着が減少したり、記憶や学習を司る海馬の重量が増加したりすることも分かっています。

積極的にお出かけしよう！　運動量も、知的活動要素も自然に増える

認知症予防には、筋肉貯金をしっかり増やし、健脚でどんどん運動量、活動量を増やそう！　ということになります。時間を作ってウォーキングや軽いジョギングなどの運動を行うのはもちろん良いことです。それを習慣化できれば、なお◎。

しかし、わざわざ時間をとってウォーキングに出かけても、歩数計を見ると案外数字が伸び悩むものです。そこで私が推奨するのは、普段から積極的に外出し活動的に過ごすこと。買い物などの用事をしながら歩き回る方が苦痛なく自然に歩数を稼ぐことができます。いろいろなものを見て回ればさまざまな刺激が得られるでしょうし、出先では人とのコミュニケーションも生まれます。知的活動も自然と増加し明るく楽しい気分になれるでしょう。

野菜・果物のビタミンA、C、Eでリスク半減

食べ物による認知症対策もご紹介しておきましょう。認知症に効果があるものでよく知られるのは、オメガ3という種類の脂肪酸。魚の油に多く含まれており、魚をよく食べる

人は、あまり食べない人と比べ30％程度認知症のリスクが減少します。また、野菜・果物に含まれるビタミンA、C、Eも効果的。こちらもしっかり食べる人はあまり食べない人に比べて50％程度リスクが減少するという研究報告があります。

運動をはじめ、知的活動・栄養に配慮することで認知症のリスクを大幅に下げることが期待できます。

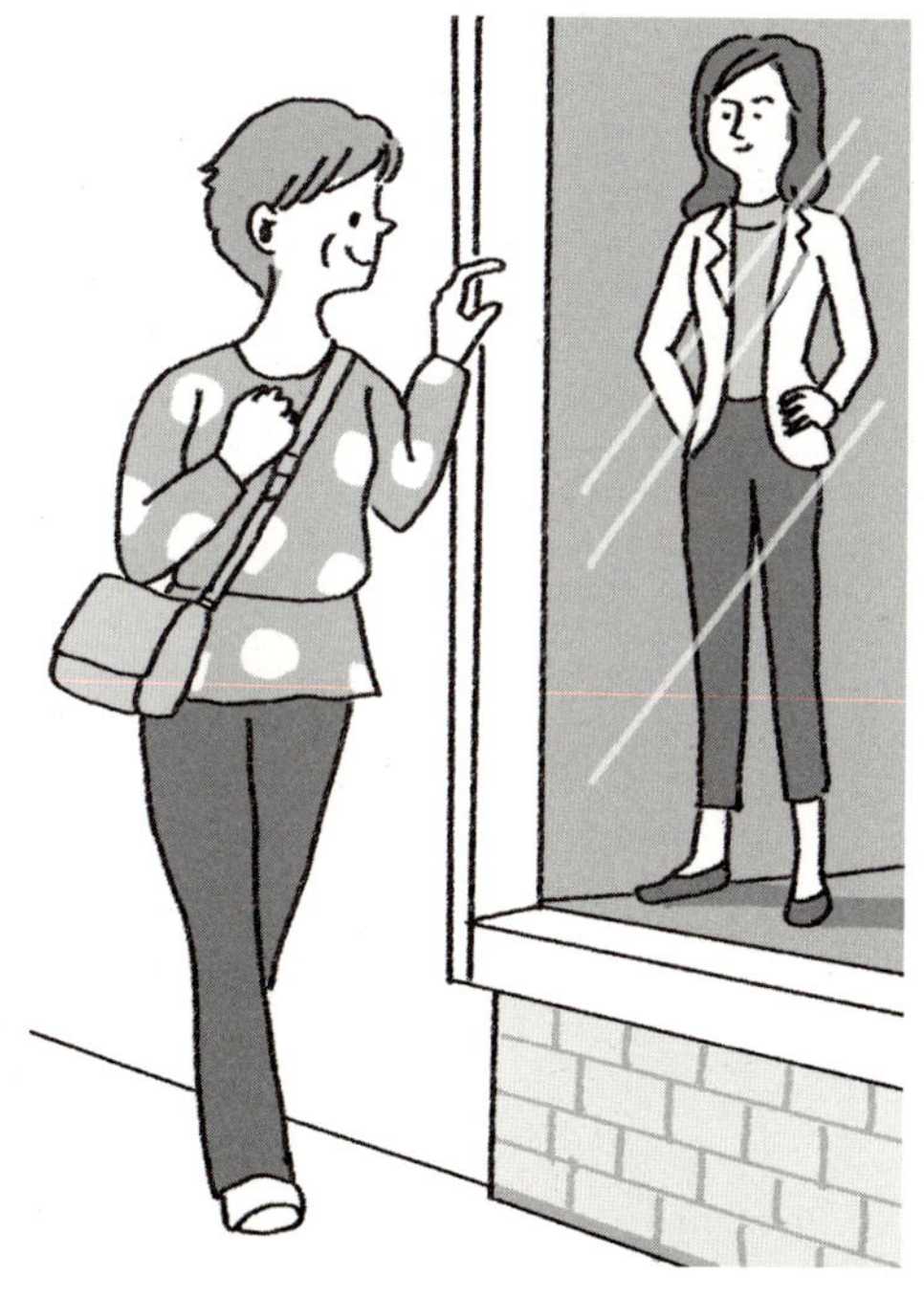

うつ病の予防・改善にもなる

運動でうつ病が改善するという研究報告

うつ病とは、気分が落ち込んでさまざまな活動に消極的になる精神障害です。原因はさまざまであり、明確でない部分もありますが、脳の神経障害が関係しているとも考えられています。高齢者の場合、心の不調よりも頭痛、胃痛、息苦しさ、しびれ……など体の不調を訴える場合が多いとされます。

P70の認知症予防のところでも触れましたが、運動は脳機能に好影響を与えることが分かっています。BDNF(脳由来神経栄養因子)の増加の他に、脳血流増大、血管機能の改善、脳内神経伝達物質の分泌増大、安静時に副交感神経が優位になるなどの良い影響を与えます。ですから、脳の神経が原因の一つと考えられるうつ病に対しても効果が期待できそうです。

実際に運動の実施がうつ病の改善効果に関係していることをいくつもの研究が認めてい

「うつ」の運動と投薬効果の比較

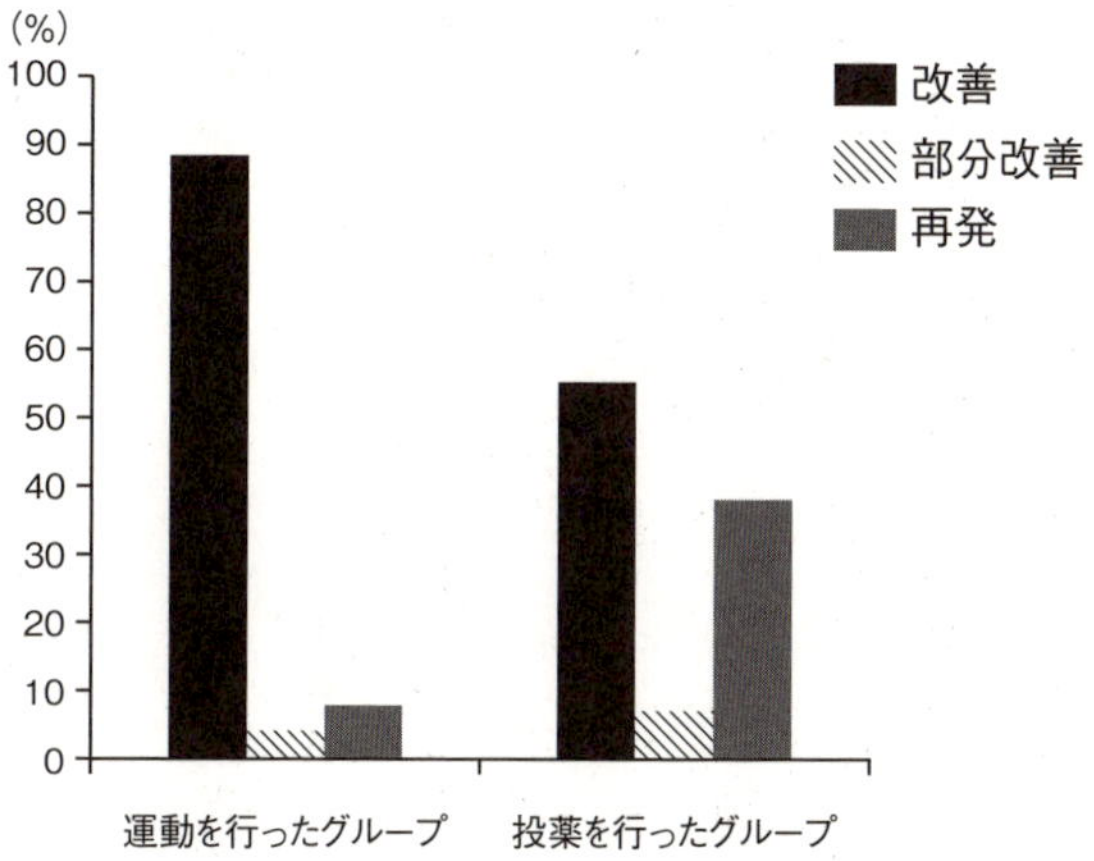

(Babyakら 2000より改変)

運動を行ったグループのほうが投薬を行ったグループよりも1.5倍ほど改善率が良いことが分かる

ます。

上のグラフは、ある研究によって調査されたうつ病と運動に関するデータ。4ヶ月の運動、および投薬治療による改善効果、そしてその後6ヶ月の再発率を示しています。

この研究では運動した場合、改善する確率は投薬に比べて約1・5倍。また再発の確率は約5分の1という結果が出ています。ここまで劇的な効果がいつでも得られるとは限りませんが、運動がうつ病に効果があることは間違いないでしょう。

※運動が投薬より優れるかは患者により異なります。

Column 3

女性のメタボは10年遅れてやってくる

２００6年に流行語大賞に入賞した「メタボリックシンドローム」、略してメタボ。いまや誰もが知っている言葉になりました。ただ、どうも「男性のもの」というイメージが強いようです。実際、男性に比べ女性の方が、心筋梗塞や脳梗塞、糖尿病などのメタボ関連の疾患の罹患率(りかん)が低いのは確かです。

しかし注意してほしいのは、女性のメタボリスクが低いのは女性ホルモンのエストロゲンが関係しているということ。このエストロゲンには、悪玉コレステロールを減らし、血糖値を下げるインスリンの効きを良くする作用があります。

とはいえ、この恩恵にあずかれるのは閉経まで。閉経後にエストロゲンの分泌量が減ると、メタボリスクが男性同様に上昇。「閉経後、ホルモンの関係でひげが濃くなった」などの男性化が見られることがありますが、メタボ疾患という面でも男性化が進むのです。

心疾患の患者数のデータで見ると、女性では閉経後の50歳代から増え始め、以降男性の10年遅れくらいで患者数が増加します。要するに、女性のメタボは10年遅れでやってくるということ。女性のみなさん、「私は関係ない」と胡坐(あぐら)をかいている場合ではありませんよ。

下半身の筋肉貯金で血行が良くなる

下半身の筋肉は〝第二の心臓〟

全身の血液循環は、心臓のポンプによって全身に送り出されます。しかし、心臓のポンプだけでは全身から心臓に血液を戻すことはできません。全身の筋肉がポンプとなって血液を心臓に戻します。なかでも、重力に対して上に向かって送り返す下半身の筋肉のポンプ作用は特に重要。そのため下半身の筋肉は、〝第二の心臓〟とも呼ばれています。逆に、下半身の筋肉が弱いと、血液を十分に送り返すことができず下に降りたままの状態に。血液の戻りが悪くなりむくみの原因になりますし、血液の戻りが悪いと心臓から全身への血液の送り出しも弱くなり循環不全によるコンディション悪化につながります。

下半身のポンプが機能すれば頭も体もシャキッと！

学生時代のことを思い出してみてください。中高生の頃、始業式や終業式といえば、校長先生のながーい話がお決まりでした。そんななか、耐えきれず座り込む生徒がいたことを覚えていませんか？

実はこの原因は、足を動かさずに立ち続けることで血液が下半身に溜まってしまうため。血液の戻りが悪くなると心臓から強く血液を送り出せなくなり、脳が貧血状態になってしまうのです。そんな時は足を動かすか、ふくらはぎを揉んでポンプ作用を働かせると一撃！血液の戻りが改善され、頭がシャキッと回復します。

下半身の筋肉が衰えるとポンプが弱くなり、朝礼で座り込む生徒のように脳にまで血が行き届きにくくなってしまいます。「ながら筋トレ」で下半身の筋肉を鍛えて強いポンプを手に入れましょう。血液の戻りが良くなると、心臓から全身への血の送り出しが良くなります。もちろん頭にも十分血液が送り届けられるので、頭もスッキリ！　やる気が漲り（みなぎ）ます。

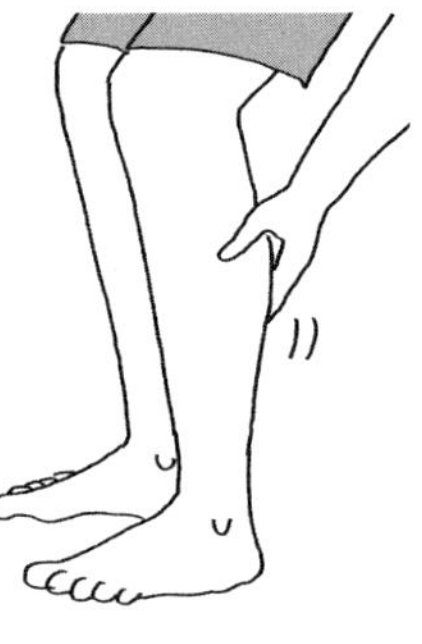

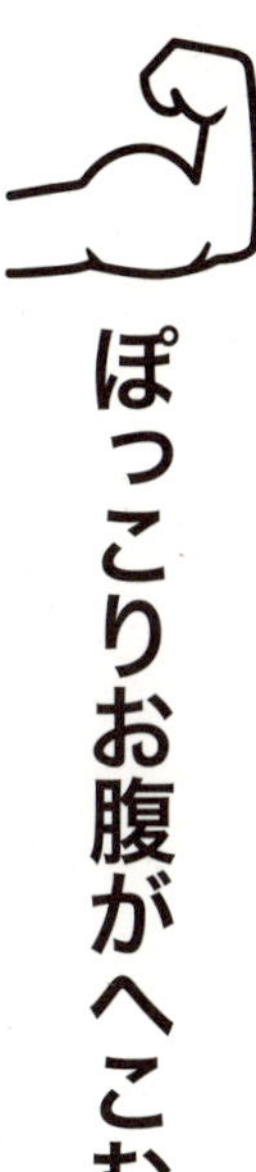

ぽっこりお腹がへこむ

下腹が出るのも筋肉貯金不足から

中年を過ぎた頃から下腹がぽっこり出てくる人が大勢います。主な原因は、お腹回りの脂肪が増えること。しかし、それだけではなく腹筋の衰えも大きく関係しています。内臓を腹筋で支えられないと、下腹のほうに落ちてきて、それが出っぱってくるのです。

上半身はさほど太っていないのに、スカートのベルトラインの下からお腹が急にポコッととび出している女性をよく見かけます。もともと女性は、男性より筋肉が少ないので、内臓を支えきれずぽっこり下腹になる人が多いようです。

3章のP56で紹介した「レッグレイズ」を行うと、この腹筋をバッチリ鍛えることができます。また、背中の曲がった姿勢もお腹ぽっこりを助長します。これにはP58の「バックエクステンション」と、P62の「体幹トレーニング」が役立ちます。内臓をしっかりガード！ぽっこりお腹を解消し、ボディラインを整えましょう。

見た目が若々しくなる

同じ服装でも見違えるほどサマになる！

筋肉貯金によってもたらされる効能は健康だけではありません。ボディラインにメリハリがつき、若々しい見た目になります。そうすると、今までと同じ服を着ていても生き生きとして、男性ならカッコ良さ、女性なら美しさがよみがえります。

ひと昔前に「ちょい不良（ワル）・ちょいモテオヤジ」という言葉が流行りました。パンツェッタ・ジローラモさんが表紙を飾った雑誌『ＬＥＯＮ』によって生まれた言葉です。これにより、中高年の間に「いくつになってもカッコ良く、美しくいよう！」という意識が芽生えたのではないでしょうか。

私は、年を重ねても見た目のカッコ良さ、美しさを求めることは素敵なことだと思います。それによって運動や食事への意識が高まり結果的に健康的な生活を送れるのであれば、一石二鳥ではないでしょうか。

キュッと引き締まった美尻は若さの秘訣

筋肉貯金によるボディラインの変化で、最も効果が表れやすいパーツといえば、お尻でしょう。筋肉の上には皮下脂肪がありますが、脂肪と筋肉は結合組織でつながっています。そのため、筋肉がつくと脂肪も一緒に盛り上がり丸みを帯びた美しい形になります。逆に筋肉が落ちると盛り上がりが消えてしまい、その上の脂肪とともに垂れ下がり年寄り臭い印象になってしまいます。引き締まったお尻は若さの秘訣と言えます。

ただし、お尻はあくまでも体の一部。お尻を含め体を支える太もも、体幹もしっかり筋肉を貯金しましょう。

見た目も若い健康な体

筋肉がついてスタイルのいい人は、中高年になっても若く見えます。これは運動によるホルモンの分泌や、体がさびにくくなる抗酸化能力の向上によって、実際に体が若々しい状態になるためでしょう。そしてそれはメタボ・ロコモ知らずの健康な体でもあります。

ただし、若々しいボディで「ちょい不良(ワル)」になるのはいいですが、あくまでも「ちょい」の範疇から出ないように！　家庭の不和を招くような本当のワルさはしないでくださいね。

よく動くことで肩こり・腰痛も改善する

筋肉は動かさないと硬くなり痛くなる

筋肉には、動かさずにいると硬く凝り固まってしまう性質があります。さらに、その状態が続くと痛みを誘発することに。現代人の多くが訴える腰の痛みや肩のこわばりの原因の一つになっています。

パソコンの前に同じ姿勢で座り続けたり、スマホを胸の前でさわり続けたりするのは、典型的な悪い例。近年、低料金でコリをほぐしてくれるマッサージ店が急増しているのも、このような症状の人が増えているからでしょう。

マッサージでもある程度ラクにはなりますが、根本的な解決にはなりません。やはり筋肉貯金プラスしっかりと体を動かすことが一番大切。特別な運動は必要ありません。普段からテキパキ動くこと。そして、時々大きく腕を回す、前後屈するなどのちょっとしたメンテナンスを行ってください。

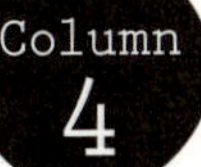

「オシャレは我慢」と言うけれど……

「オシャレは我慢」というファッション評論家のピーコさんの名言があります。動きやすさや温かさなどの機能性は多少我慢してでも見た目を優先するという考えです。ちょい不良にカッコつけるのは良いという話をしたように、オシャレに決めることはとても良いことです。

機能性を度外視したイカした格好でばしっと決めるべきときはあります。それも大事なことですが、「日常使い」をするのなら、快適に動けることがより大事。快適に活動的に過ごすにはやはり動きやすい格好でいたいものです。日常から活動的に動くことの重要性はこれまでお話ししてきた通り。なにより元気に動けると気持ちがいいですよね。

アクティブに動ける格好として最も気を遣いたいのは、いちばん下で体を支えてくれる靴。最近ではフォーマルスタイルの革靴やパンプスでも、素材が柔らかくてスニーカーのような履き心地のものがずいぶんと増えました。歩きやすいシューズ、動きやすい服装で、颯爽と動けることも含めての「オシャレな着こなし」だと思います。気持ちよく、快適に、颯爽といきましょう。

5章

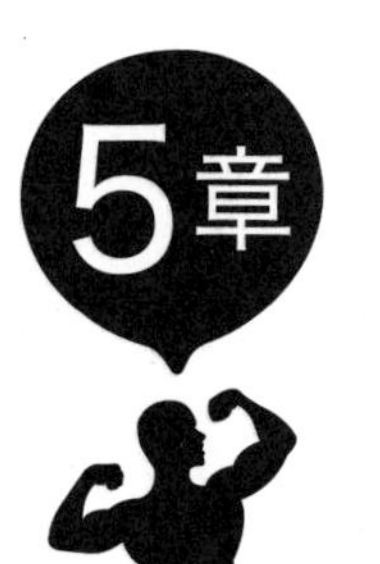

食事で筋肉貯金を助けよう

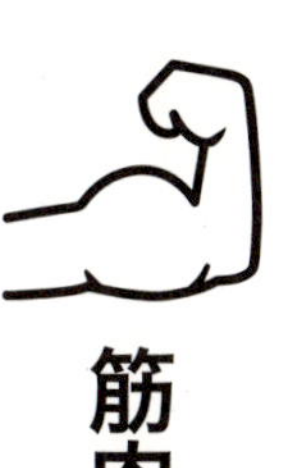

筋肉貯金のカギを握る「たんぱく質」

筋肉を作り虚弱を防ぐたんぱく質

筋肉貯金において、運動と同じくらい大切なのが食事です。毎日の食生活を少し変えるだけで、筋肉貯金をより効果的に増やすことができます。

では、具体的にどんな食事を心がければいいのでしょうか？　そのカギを握るのが、たんぱく質です。たんぱく質は、糖質、脂質と並ぶ「三大栄養素」の一つ。筋肉だけでなく胃腸などの臓器、免疫の働きをする白血球など、体のほぼすべての成分は水とたんぱく質でできています。

また、たんぱく質の摂取量が多いほど、年を取っても健康な状態と介護状態の中間である虚弱の状態にならないという報告があります。しっかりたんぱく質を摂ることは健康長寿の必要条件と言えます。

左ページのグラフは、たんぱく質摂取量を順位づけして20％刻みで評価したものです。

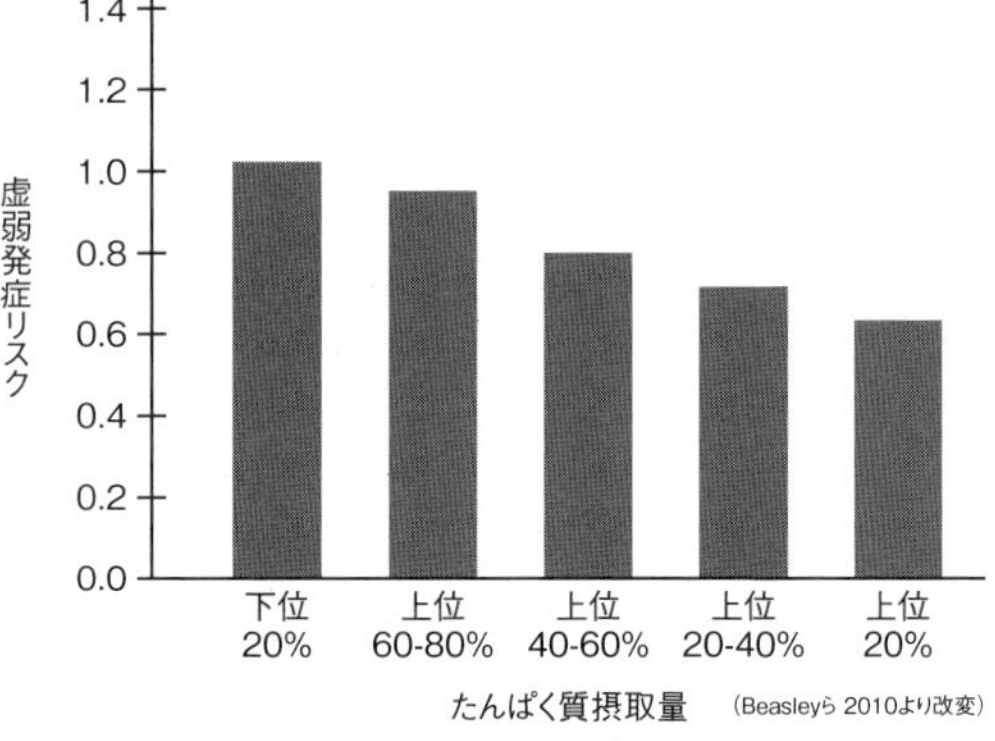

たんぱく質の摂取量が多い人ほど加齢による虚弱に陥りにくい

たんぱく質の摂取量が多いほど加齢による虚弱に陥りにくいことが分かります。

筋肉合成のスイッチをONにするロイシン

たんぱく質は単に筋肉の材料となるだけでなく、筋肉合成反応のスイッチをONにする作用もあります。その主な働きをするのが、ロイシンというアミノ酸。一食に2～3g程度のロイシンが含まれていれば筋肉合成を強く進めることができます。そのために必要なたんぱく質は20～30g。主菜で肉、魚をしっかり摂れていれば、一食あたり30g程度含まれていますから、通常の食事で十分に賄うことができます。ただ、食の細い人や、肉・魚をあまり食べない人は注意してください。

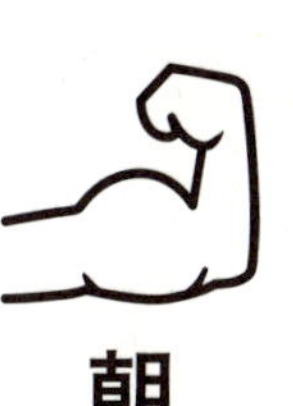

朝食のたんぱく質が足りていない！

朝食を軽視すると筋肉が損なわれる

たんぱく質をしっかり摂取する上で気をつけてほしいのが朝食です。昼食や夕食は、肉、魚、卵を使った料理が多く、たんぱく質を摂りやすいのですが、朝は「食パン1枚とコーヒーだけ」、もしくは「食べない」という人も多いのではないでしょうか？　これでは、ロイシンはおろかたんぱく質もほとんど摂取することができません。

筋肉を貯金することを考えるならば、朝からしっかり主菜を食べる習慣を身につけましょう。

「プラス卵」で手軽に朝のたんぱく質不足を解消

そんなたんぱく質が不足しがちな朝におすすめしたいのが手軽に摂れて何にでもよく合う卵です。２個加えればたんぱく質15ｇを追加できます。食パン一枚、ごはんお茶碗一杯にも5gほどたんぱく質が含まれますので、これで一食に最低限必要な20gを確保することができます。

ひと昔前なら「卵はコレステロールが多いから、一日1個まで！」と言われていましたが、食事で摂るコレステロールが血液中のコレステロールに与える影響はごくわずか。一日3個くらいなら食べても問題ありません。

卵は熱を通したほうが◯

なお生卵の卵白には、髪や肌の状態を保つ栄養素・ビオチンの吸収を阻害するアビジンという物質が多く含まれています。生卵を多量に食べるとビオチンが欠乏状態になり、白髪、脱毛、肌の湿疹などの原因となることがあります。これを卵白障害と言います。

アビジンは熱を加えると変性しますので、生は避けて熱を通して食べるのがおすすめ。生卵は食べてはいけないわけではありませんが、何個も食べる人なら生は避けたほうが良いでしょう。

なお、私はいつもレンジで軽く温めて半熟にしていただいています。ただし、温めすぎると爆発するので注意してください。

たんぱく質×糖質の最強コンビ

糖質と一緒ならさらに効率UP

たんぱく質は、あるものと一緒に摂取するとより筋肉貯金を効率良く増やすことができます。それは、パンや米、イモ、バナナなどに含まれる糖質。たんぱく質と一緒に摂取することで、食後の筋肉の合成反応が、たんぱく質だけを摂った場合の約2倍に増大したという研究報告もあります。糖質には、筋肉へのたんぱく質の取り込みを促進する作用があるのです。

ただ、吸収の早い糖質を大量に摂ると血糖値が急激に上がり、脂肪組織に取り込まれやすくなってしまいます。対策としては、糖質の吸収速度を表すＧＩ値をできるだけ低く抑えること。麦を混ぜた白米や全粒粉入りのパンを選んだり、食事の際に野菜から食べたりするといいでしょう。また、量はほどほどに。ＧＩ値が低いからといって食べすぎは禁物です。

重要なのは、毎食必要量を摂取すること

糖質の摂取量の目安は、たんぱく質の約3倍。「焼き魚定食」のように肉や魚を使った主菜と副菜がセットになったメニューであれば、たんぱく質は30g程度含まれています。糖質に関しては、ごはんお茶碗一杯で約50g、おかずにも糖質は含まれているので合計で100g程度に。ちょうど良いバランスになります。

ただ、一つ気をつけたいのは、一日3食、毎回たんぱく質と糖質を1対3程度の割合で必要量摂ること。「今日は朝食を食べなかったから、昼食と夕食で、3食分摂ればいい」というわけにはいきません。一度にたくさん摂っても筋肉の合成に回しきれないので、きちんと回数を摂ることが重要です。

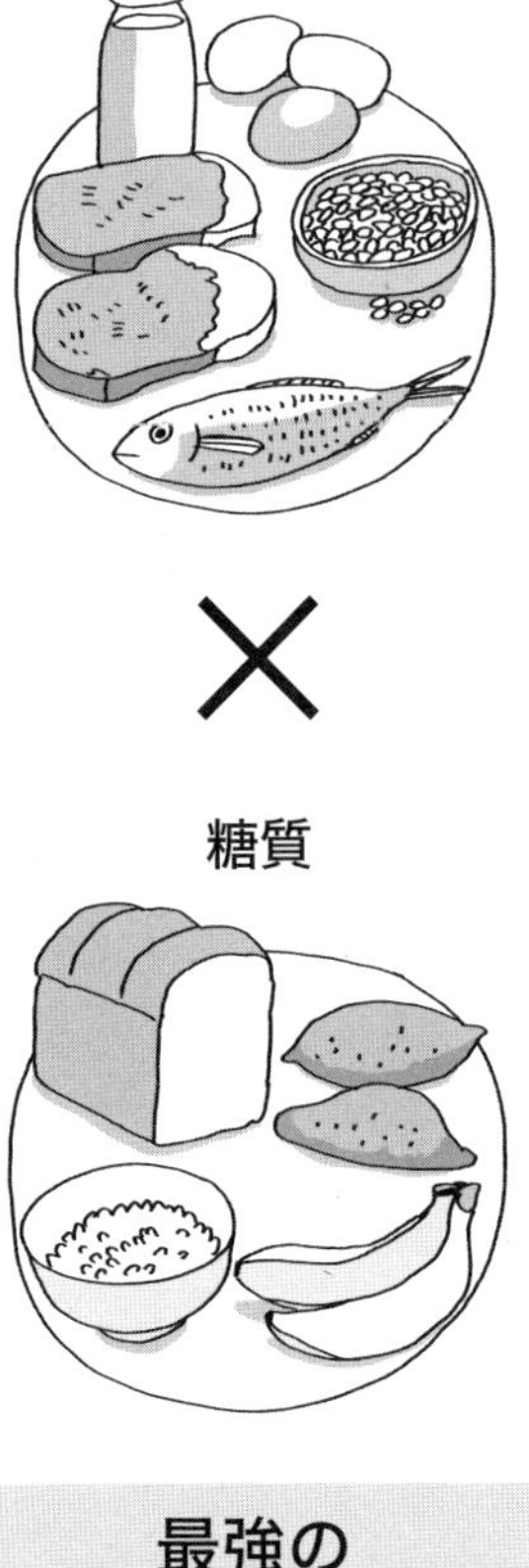

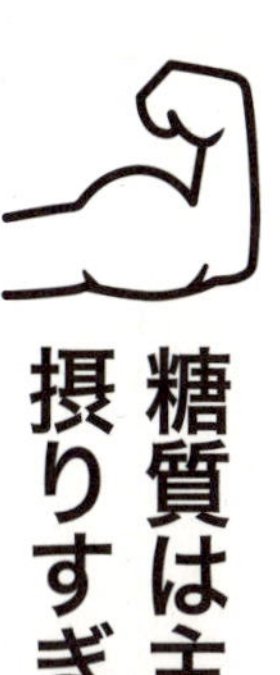

糖質は主要なエネルギー源　摂りすぎは×　だが不足はもっと×

米・パン・麺・イモ……世界の主食はすべて糖質

ここで糖質について少し補足しておきましょう。糖質と言うと、太る、糖尿病……といったマイナスのイメージが強いようです。しかし、糖質は人体の主要なエネルギー源。摂らなければ、健康な生活ができません。厚生労働省の「日本人の食事摂取基準」を見ても、少なくとも摂取カロリーの50％は糖質から摂るようにと記されています。

糖質が不足すると筋肉が分解される

糖質が不足すると、身体は筋肉内にあるたんぱく質を分解して糖質を作り出そうとします。これでは、せっかく貯金した筋肉が減ってしまいます(危険！)。最近では、糖質制限でごはんを食べない人がいますが、これは特別なテクニックで相当上手に実行できない限り危険です。筋肉がげっそり落ちますし、下手をすると昏睡状態に陥ることもあります。

Column 5

空腹時に摂る間食は上手に摂ればＯＫ

昼食後、夕食までの時間に空腹を感じた時、みなさんはどうされていますか？ 空腹を感じるのは、血糖値が下がってエネルギー不足になっている証拠。無理に我慢すると筋肉の分解が進んで筋肉貯金がマイナスになってしまいますから、小腹を満たす程度に間食を摂りましょう。

ただし、お菓子や果物ではたんぱく質が足りません。私がおすすめしたいのは、最近コンビニでよく見かけるカニカマスティックです。小腹を満たすのにちょうど良く、商品によりますが、一本でたんぱく質と糖質を約10ｇずつ摂ることができます。天串のような練り物でもいいでしょう。

「いっそかなり早い時間に夕飯にしてしまおう！」という方法も良いように思えますが、そうすると結局就寝するまでに空腹を感じ、太りやすい深夜に夜食を食べることになってしまいます。

「口さみしいから」とお腹が空いていないのにむやみに間食をするのは問題ですが、空腹を感じるならむしろ軽い間食は食べた方が筋肉貯金にも効果的なのです。

高たんぱく、中糖質、〝良脂肪〟

脂肪は量と質に気をつけて

ここまで、筋肉貯金をする上でたんぱく質と糖質は欠かせない要素だとお話ししてきました。ポイントは、たんぱく質はしっかり、糖質は低GIを適度に、ということです。

では次に三大栄養素の残りの一つ、脂肪についてご説明しましょう。肉汁溢れるステーキの脂身や、ケーキの上にのった生クリームなど、脂肪の多い食品は肥満やメタボを想像する人が多いのでは？ その通り、高脂肪食は肥満やメタボのもと。メタボになると、筋肉がつきにくくなってしまいます。

とはいえ、脂肪もやはり人体にとって必要な栄養素。摂りすぎはいけませんが、摂らないわけにはいきません。ですから、気をつけたいのは量を抑えることと、質の良いものを選ぶこと。同じ脂肪でも、種類によって体に与える作用が全く違います。高たんぱく、中糖質、〝良脂肪〟を意識してください。

高脂肪食品で太る3つの理由

唐揚げやハンバーグなど、高脂肪な食品は体脂肪を増やします。しかしそれは、高カロリーをはじめ、さまざまな要因が関係しています。主に次の3つです。

❶高カロリー　糖質、たんぱく質の場合1gあたり4キロカロリーですが、脂肪は1gあたり9キロカロリー。2倍以上のカロリーになります。さらに水分量を加味すると、その差はもっと広がります。例えば、水分を多分に含む筋肉ばかりの鶏のささみ100gは100キロカロリー程度ですが、対して水分をほぼ含まない脂肪がたっぷりのカルビは500キロカロリー以上と、その差は5倍。水は0カロリーのため、含水率が高くなるほど低カロリーになります。

❷体脂肪になりやすい　高脂肪食には「体脂肪の分解を抑制する作用」と「ミトコンドリアでの脂肪の燃焼反応を低下させる作用」があります。そのため、体脂肪になりやすいのです。マウスに高脂肪食を摂らせた実験では、同一カロリーの通常食の場合と比べて体重は変わらず体脂肪率だけが大きく増加したという報告もあります。

❸食欲の抑制が効かない　脂肪の多い食事は、食欲を抑えるレプチンというホルモンの分泌を抑えてしまいます。レプチンの感受性も下がり、食欲の抑制が効かなくなります。

メタボになると筋肉がつきにくく、落ちやすくなる

肥満で内臓脂肪が増えると、そこから分泌される悪玉ホルモンの作用で糖質代謝能力が低下し動脈硬化が進みます。この糖質代謝の低下が、筋肉貯金にとってマイナスに働くのです。

その理由は2つ。糖質代謝の低下は、筋肉の合成を促す作用もあるインスリンというホルモンの効きが悪くなることで起こるため、筋肉がつきにくくなります。また、筋肉への糖質の取り込みも悪化。糖質不足を起こした筋肉は、自らのたんぱく質を分解し糖質を作り出そうとしてしまいます。糖尿病患者が、末期になり激やせするのはこのため。メタボは筋肉貯金にとってマイナスの要因ですから、よく覚えておいてください。

脂肪酸の種類で質がぜんぜん違う！　オメガ3のすすめ

脂肪を構成する脂肪酸にはさまざまな種類があり、性質が大きく異なります。肉類の脂身や洋菓子の乳脂肪に多く含まれる飽和脂肪酸は肥満になりやすい他、悪玉コレステロールを増やして動脈硬化を促進する作用もあります。

対して魚や植物に含まれる脂肪には、オメガ3と呼ばれる多価不飽和脂肪酸が多く含ま

れます。健康ブームでよく耳にするため、ご存じの方も多いのでは？　最近では、たいていのスーパーに「オメガ3コーナー」があります。

オメガ3系の脂肪酸は、飽和脂肪酸とは逆に脂肪燃焼を促し、悪玉コレステロールを減らす作用があります。また、筋肉の合成反応を促す作用（！）もあり、筋肉貯金にはもってこいです。魚を筆頭に亜麻仁油、えごま油、くるみなどにも多く含まれます。

高たんぱく高脂肪（高飽和脂肪酸）に注意

肉類でたんぱく質を摂ろうとすると、どうしてもついてきてしまうのが脂肪。特に、肉類は飽和脂肪酸が多い食品。〝招かれざる客〟とでも言うところでしょうか。低脂肪で安心して食べられる高たんぱくなものを次に挙げておきますので、覚えておくと良いでしょう。

まずは、鶏の胸肉やささみ。これらは言うまでもなく低脂肪。最近流行りのサラダチキンは上手に加工され、ほぼ無脂肪でありながらパサつきがなくジューシーな食感を楽しめます。また、砂肝、レバーなどのホルモン系も低脂肪でおすすめ。エビ、イカ、タコ、貝類もほぼ無脂肪です。魚類は低脂肪ではありませんが、全般的に良脂肪です。ただ、サバやトロに関してはかなり脂肪分が多いので摂りすぎには気をつけましょう。

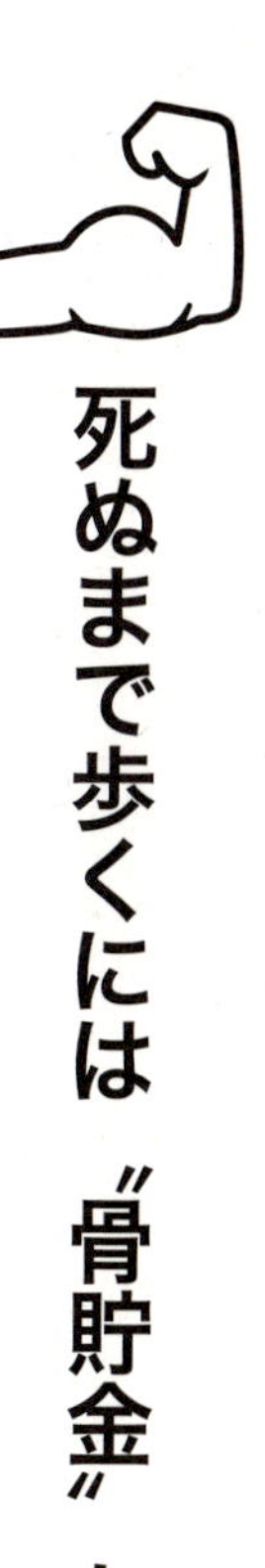

死ぬまで歩くには〝骨貯金〟も大切

骨貯金に必要な栄養素

筋肉貯金によって一生歩ける体にするためには、筋肉だけでなく骨もしっかり貯金しておくことが大切です。運動は骨密度を上げるというお話を1章でしましたが、もちろん食事も大切。骨貯金を助ける栄養成分を見ていきましょう。

骨の主成分カルシウム

カルシウムは骨の成分のうちの約70％を占め、骨を強化する上では欠かせません。一日の摂取量の目安は600㎎ですが、現在の日本人の食生活では不足しがちです。乳製品、にぼしなどの小魚に豊富に含まれる他、薬局で販売されているカルシウム入りウエハースであれば、1本に約200～300㎎が含まれ、牛乳200～300㎖分のカルシウムを手軽に摂取することができます。

美容に良いコラーゲンは骨にも関節にも良い

たんぱく質は、骨の20％を占める栄養素。筋肉だけでなく、骨にとっても重要な栄養素です。特に、その多くを占めるコラーゲンは肌や髪を美しくすることで有名。骨や関節にも効果的です。

製菓材料の「ゼラチン」としてスーパーなどで簡単に購入できますから、一日5g程度、コーヒーなどの飲み物に溶かして摂る習慣をつけると良いでしょう。ちなみにひと昔前は、「コラーゲンは消化されてアミノ酸になるので効かない」とされていましたが、そんなことはありません。多くの研究で骨や関節、肌や髪に対する効果が実証されています。

女性ホルモンの代わりになるイソフラボン

大豆などに多く含まれるイソフラボンには、女性ホルモンであるエストロゲンと似た作用があります。閉経後の女性は骨の形成作用があるエストロゲンの分泌が少なくなり、骨密度が低下しますが、イソフラボンを摂取することで低下を抑えることができます。更年期に起こる問題全般にも効き目があります。ただし、ホルモンを錯乱させる物質でもあるため、豆腐なら1丁、納豆なら2パックほどにとどめ、摂りすぎに注意してください。

カルシウムの働きを助けるビタミンD

カルシウムの吸収を助け、骨の形成を進めるビタミンDは、カルシウムと一緒に摂るのが望ましいです。日光に当たることで、体内でもある程度作ることができますが、食事からもしっかり補給しておきたいところ。魚介類、卵黄、きのこ類に豊富に含まれます。

骨折知らずになれる？　納豆に含まれるビタミンK

強い骨形成作用があり、近年注目を集めるビタミンK。クロレラやほうれんそうなど色の濃い緑黄色野菜にも多く含まれますが、一番摂りやすいのはやはり納豆でしょう。「関西人は納豆が嫌い」というのは有名な話ですが、実際納豆の消費量は東西で大きく差があります。そして納豆の消費量が少ない県ほど、骨折者が多い(！)という研究結果もあります。

「納豆の臭いが苦手」と食わず嫌いをしている人には、非常にもったいない話です。最近では臭いの少ない納豆も多く売られています。ビタミンKを含む他の食材で補うという手もありますが、手軽に豊富に摂れるのはやはり納豆。死ぬまで元気に歩くために、チャレンジしてみてはいかがでしょうか。

納豆はたんぱく質、イソフラボンも多く、骨貯金にも筋肉貯金にもピッタリな食べ物。

カルシウムの吸収を助けるビタミンDを豊富に含む卵と合わせて食べると効果的です。ただし、生の卵白には、肌や髪の健康を保つ栄養素ビオチンの吸収を阻害する働きがあるため、半熟でも良いので少しばかり熱を通してから食べるようにすると良いでしょう。

なお、ビタミンKには血液を固める作用があるため、ワーファリンなどの血液を固まりにくくする薬を服用している人は摂取できませんので注意してください。かかりつけ医の注意をよく聞いた上で、バランスのよい食生活を心がけましょう。

ビタミンK

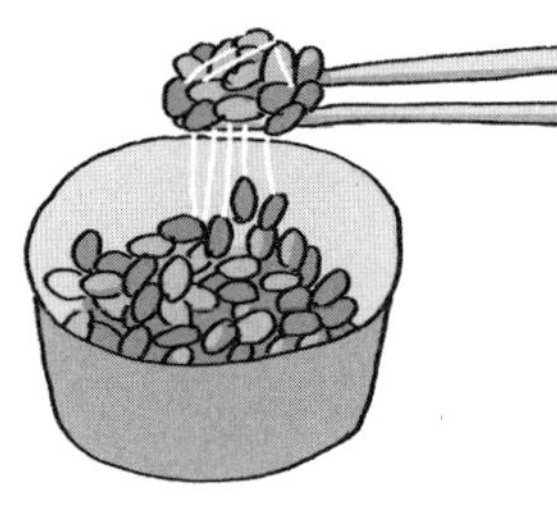

ビタミンD

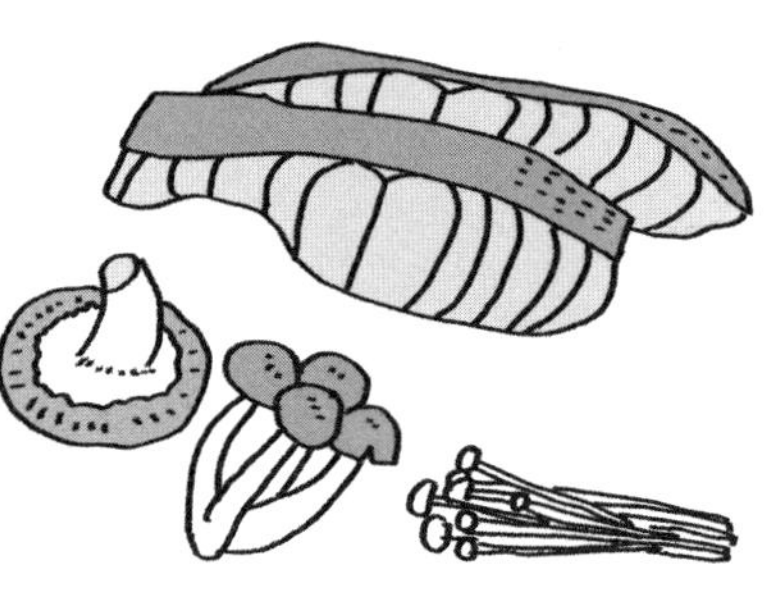

ラーメンは体に悪い食べ物ではない！筋肉貯金的にも〇(マル)

意外と低脂肪、かつ低GI

基本的にラーメンは低脂肪で、しかも中華麺は低GI。日本食品標準成分表の値でも、醤油ラーメンは脂質3・1g（たんぱく質は20・6g）しかありません。脂肪の推奨摂取量は一日60gほどですから、かなり低脂肪の部類に入ります。またGI値も、パン90、白米80、うどん85程度に対して中華麺は70程度。そばの55には及びませんが、パスタ65に迫る好成績です。

「太りやすい」「体に悪い」というイメージが強い原因は、お酒を飲んだ後にシメとして食べるから。この場合、一日三食に加え、本来必要ない一食になるわけですから、太るのは当然です。昼食や夕食に、食事として食べる分には全く問題ありません。

チャーシューは高たんぱく低脂肪な優秀食材

ラーメンの中でも、特に優秀なのがチャーシュー麺。種類によりますが、チャーシュー

麺
コシのもととなるたんぱく質が一玉あたり11gも含まれており、かなり高たんぱく。比較的低GIであるのも○。

トッピング
ねぎやチンゲン菜などの野菜をたっぷり入れればバランス的にもgood。

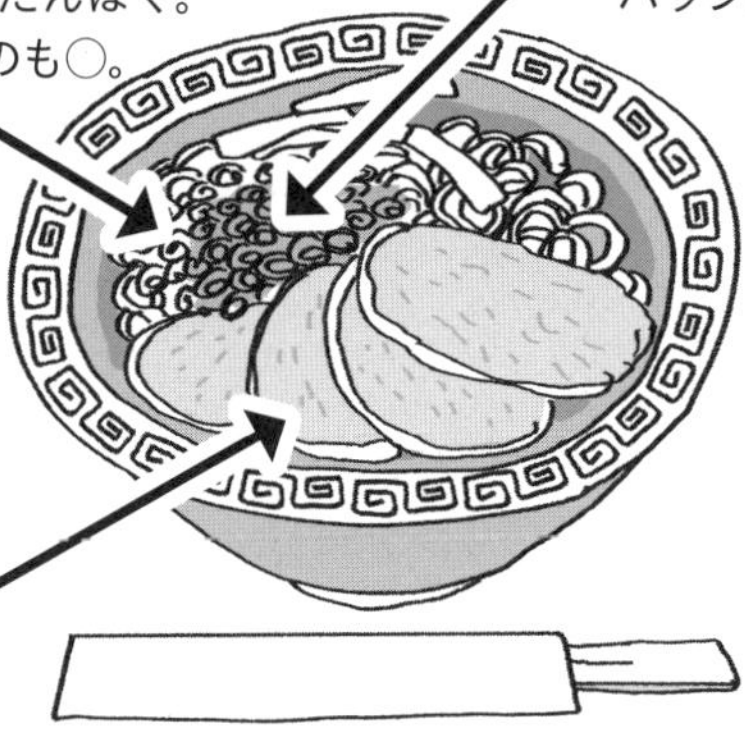

チャーシュー
種類にもよるが、100g中にたんぱく質約20g脂肪8gと実はけっこう高たんぱく・低脂肪な優秀食材。

は比較的低脂肪で安心して食べられるたんぱく源です。麺とチャーシューを合わせて一食分に必要なたんぱく質を賄えます。糖質量も適度にあり、チャーシュー麺一杯でたんぱく質約30g＋糖質約75g（脂肪は約8g）。筋肉貯金に理想的な配分と言えます。

トッピングとしては、卵やしいたけがおすすめです。筋肉の合成反応を高めてくれるビタミンDが豊富だからです。さらに卵は1個で7gほどのたんぱく質も加算できます。

また、ビタミン、ミネラルを多く含むチンゲン菜などの色の濃い野菜も入れると良いでしょう。バランスのとれた良い食事になります。

唯一の欠点の塩分過多を解消する「小椀食べ」

しかしラーメンには一つだけ大きな欠点があります。それは、塩分がとてもとても多いということ。

一食あたり、まさかの約15g！　一日の摂取上限の約2倍もの量が含まれているのです。「スープがおいしいから」と飲み干しでもしたら、完全な塩分過多です。

私が普段行っているのは、丼からすくった麺を一度別のお椀に取って食べる「小椀食べ」という方法。普通にズルズル麺をすすると、思っている以上にスープを飲み、知らず知らずのうちにかなりの塩分を摂取しています。舌に触れずに味わわないまま飲んでしまうスープがけっこうあるのです。

「小椀食べ」なら、スープの濃さが変わらないのでおいしさはそのまま。塩分だけを上手にカットすることができます。

そこまでするのは面倒だという方も、少なくともスープを飲み干すことだけはやめてください。

Column 6

核ミサイルより恐ろしい!? ラーメンの塩分

藤子不二雄の漫画の中で、常にラーメンを食べている「小池さん」という人物をご存知でしょうか？『ラーメン大好き小池さんの唄』というタイトルで、シャ乱ＱがＣＤもリリースしています。

この小池さん、『ウルトラ・スーパー・デラックスマン』という作品の中で不死身の男になるのですが、正義の味方になったつもりが、だんだん横暴が過ぎるようになり、最終的に国家を敵に回してしまいます。しかし、不死身なので銃撃されても平気、しまいには核ミサイルを落とされるまでの強烈な攻撃を受けるもののケロリとしています。

しかし、ストーリーの最後、不死身の小池さんはついにある病気で亡くなります。その病気とは、胃がん。ラーメンの高塩分がたたったのでしょう。なかなかのブラックユーモアですよね。

ということで、先ほどご紹介した「小椀食べ」を馬鹿にせずに実践してください。なにしろ核ミサイルより恐ろしいラーメンの塩分なのですから。

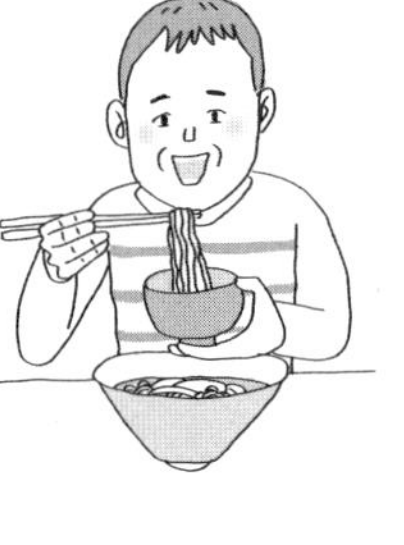

0カロリー甘味料との上手な付き合い方

砂糖に代わる、人工甘味料は〝ちょい足し〟を心がけて

太らずに筋肉貯金するためには、カロリーと上手に付き合うことも大事。楽しく筋肉貯金を続けるためにも0カロリー甘味料との上手な付き合い方を覚えておくといいでしょう。

スクラロースなどの「0カロリー食品」は本当にほぼカロリーがありませんが、利用には注意が必要だという研究報告がいくつもあります。「0カロリー」ということに甘えて食事が不摂生になるという心理的な側面ももちろんありますが、生理的な影響を人体に及ぼすようです。例えば、0カロリー甘味料に体が反応し、上がってもいない血糖値を下げて空腹になったり、甘味を感じたのに血糖値が上がらず、体が混乱を起こしたり。

ですから、あまり乱用せずに〝ちょい足し〟程度で利用するのが適切かもしれません。砂糖を10g使うところを、砂糖5g＋0カロリー甘味料を砂糖5g分にしてカロリーを半分カットするといったやり方です。「適度な活用」を心がけてください。

筋肉フードクイズ

脂肪貯金せずに賢く筋肉貯金するための食事法

筋肉貯金するには、しっかり食べて栄養素をバランス良く摂取することが大切です。ただし「脂肪貯金はしたくない！」というのが正直なところ。ここでは、余計な脂肪をつけずに筋肉貯金できる賢い食事法について紹介しましょう。

以下の2つの食品を見比べ、どちらが筋肉貯金に効果的か、□にチェックを入れながら考えてみてください。

答えは次のページからです。

Q

1 □カニカマスティックvs.魚肉ソーセージ□

2 □ハムvs.ソーセージ□

3 □ヒレvs.カルビ□

4 □そばvs.うどん□

5 □はるさめvs.こんにゃく□

1 カニカマスティック VS. 魚肉ソーセージ

正解 カニカマスティック … 魚肉ソーセージに魚油はほぼ入っていない

どちらもコンビニでよく見かける間食系の食品ですが、魚肉ソーセージはほとんどの場合、魚肉以外に植物油やラード(豚脂)が含まれています。そのため、若干高脂肪。その上、最も衝撃的なのが、魚に多いオメガ3脂肪酸はほぼ含まれていないということ(2%以下)。逆に飽和脂肪酸が約40%も。これは牛、豚肉と同程度です。対してカニカマは、ほぼ脂肪を含みません(脂肪0・5g/100g)。白身魚で作るので、わずかに含まれる脂肪にはオメガ3脂肪酸が31%と、魚同等。糖質も適度に含んでおり、おやつには大正解です。

2 ハム VS. ソーセージ

正解 ハム … ハムは超低脂肪、ソーセージはかなり高脂肪商品にもよりますが、ハムは多くの場合、非常に低脂肪(脂肪4・5g／100g)です。一方ソーセージは、かなりの高脂肪食品(脂肪24・7g／100g)。しかも飽和脂肪酸の割合が38％と高めです。一見似たような食品ですが、栄養価は大きく異なるのです。栄養組成的には断然ハムがおすすめですが、保存食であるため高塩分であることがちょっと心配(2・4g／100g)。水につけおきして塩分を落としてから食べた方が良いかもしれません。

3 ヒレ vs. カルビ

正解 ヒレ……ほぼたんぱく質のヒレ、ほぼ脂肪のカルビ

牛カルビは牛のバラ肉。たんぱく質の約5倍もの脂肪が含まれており(糖質0・1g、脂肪50g！ たんぱく質11g／100g)、これはもう肉というより脂、焼肉ではなく焼き脂です。飽和脂肪酸も多く、一人前で脂肪の推奨摂取量の一日分に達してしまいます。その点、ヒレは高たんぱく低脂肪(糖質0・3g、脂肪4・8g、たんぱく質20・5g／100g)。焼肉なら、牛レバー、牛ハツ等が筋肉貯金に適しています。

4 そば vs. うどん

正解 そば … そばは低GIかつ栄養豊富

そばは主食の中でも低GIの代表格です。低GIの食品は、体脂肪合成の抑制、食後の高血糖による糖化ストレス(動脈硬化の誘発等)の低さ、腹持ちの良さ、と多くのメリットをもたらします。栄養成分もそばは優秀で、他の主食に比べ、ビタミンB群や鉄、亜鉛などのビタミン、ミネラル類が豊富。たんぱく質も多く(12g／一玉)うどんの約2倍あります。

5 はるさめ vs. こんにゃく

正解 こんにゃく …… こんにゃくのカロリーは、はるさめの20分の1

ともに低カロリーのイメージがありますが、こんにゃくが圧勝です。はるさめの原料はデンプン、つまり糖質でできた食品です。ではなぜ100gで136キロカロリーと低カロリーかというと、理由は水分が多いから。約75％が水で、約60％が水のお米と比べるとカロリーは半分ちょっとで済みます。しかし驚くことに、こんにゃくのカロリーは100gで7キロカロリーと、はるさめの約20分の1にまで下がります。また、水溶性の食物繊維が豊富なので、同時に摂取した食事全体のGI値を下げることもできます。どちらも食が細くてカロリー不足の人にはおすすめできませんが、そうでなければ他の食品の代替品として活用してみるのもいいかもしれません。

さて、いくつ正解しましたか？　普段の心がけが筋肉貯金の効果に影響を与えますから、ちょっとでも意識しておくと良いでしょう。ただし、これはあくまでも体脂肪を極力増やさずに筋肉貯金をしたい場合に向いているかどうかという比較。どの食品にもそれぞれに利点があり、食べてはいけない悪いものというわけではありません。

※食品の栄養成分は商品により異なる。今回は、文部科学省の日本食品標準成分表に準ずるものとした。

おわりに

一生自分の足で歩ける充実の毎日、プライスレス！

定年70歳時代がくる!? そして90歳、100歳まで生涯現役で！

２０１２年の法改正により希望者全員の定年が65歳に延長されました。将来的には、定年70歳という時代が来ると目されています。

定年70歳と聞いて「もっと早く隠居して年金生活でラクしたい」と思われる人もいるかもしれませんが、逆に「70歳まで現役で働ける」と肯定的にとらえることもできます。

仕事をしていれば、おのずと毎日の活動量が多くなり、体力が落ちにくくなります。気力も充実するでしょう。定年70歳は「健康寿命を延ばすいいチャンス」といえます。

仕事に就いている、いないにかかわらず、趣味や人付き合い、ボランティアなど現役で社会活動に参加されている健康長寿の方がどんどん増えています。１００歳まで自分の足で歩いて、生涯現役で活躍できる元気な体を目指しましょう。

健康はなにものにも代えられない大切な財産

生涯現役でいるためには、やはりずっと健康でいる必要があります。「健康はなにものにも代えられない一番大切な財産」です。どんなにお金があっても、人間関係や仕事に恵まれていても、元気に快適に過ごせることの幸せにはかないません。

病気や虚弱では幸せではないというわけではありませんが、自分の足でしっかり歩けて、元気に過ごせることには大きな価値があります。筋肉貯金の運動を続けて、それを手に入れてください。一日5分で結構です。続けていただければ必ず体は変わります。

「明日からやろう」の明日は来ない

よし、じゃあ生涯現役で活躍するために、筋肉貯金運動を「明日から頑張ろう」と思われた方はいらっしゃいませんか？　明日からではありません。今日、今から始めてください。

「明日からやる」という方の多くは明日も同じセリフを言っているものです。明日やろう、の明日は来ません。明日やろうは馬鹿やろう、ですよ。一生自分の足で歩ける充実の毎日、プライスレス！のために、ぜひ「今日」から始めてください。

２０１８年7月　著者　谷本道哉

谷本道哉（たにもと・みちや）

1972年、静岡県生まれ。近畿大学生物理工学部准教授。大阪大学工学部卒業、東京大学大学院総合文化研究科博士課程修了。博士（学術）。専門は筋生理学、トレーニング科学。NHK「ガッテン！」「あさイチ」、テレビ朝日「モーニングショー」「林修の今でしょ！講座」等数多くの番組に出演し、体を鍛えることの重要性をわかりやすく解説している。著書に『スポーツ科学の教科書』（岩波書店）、『スロトレ』（石井直方氏との共著、高橋書店）などがある。

すごい筋肉貯金　「ながら筋トレ」で死ぬまで歩ける筋肉を貯める方法

2018年9月5日 第1刷発行

著者　谷本道哉
発行人　蓮見清一
発行所　株式会社宝島社
〒102-8388　東京都千代田区一番町25番地
電話（編集）03-3239-0927
（営業）03-3234-4621
http://tkj.jp

印刷・製本　サンケイ総合印刷株式会社

ISBN 978-4-8002-8742-7